鎌倉薬膳アカデミー®
山内正恵

おとな女子の
和の薬膳®生活

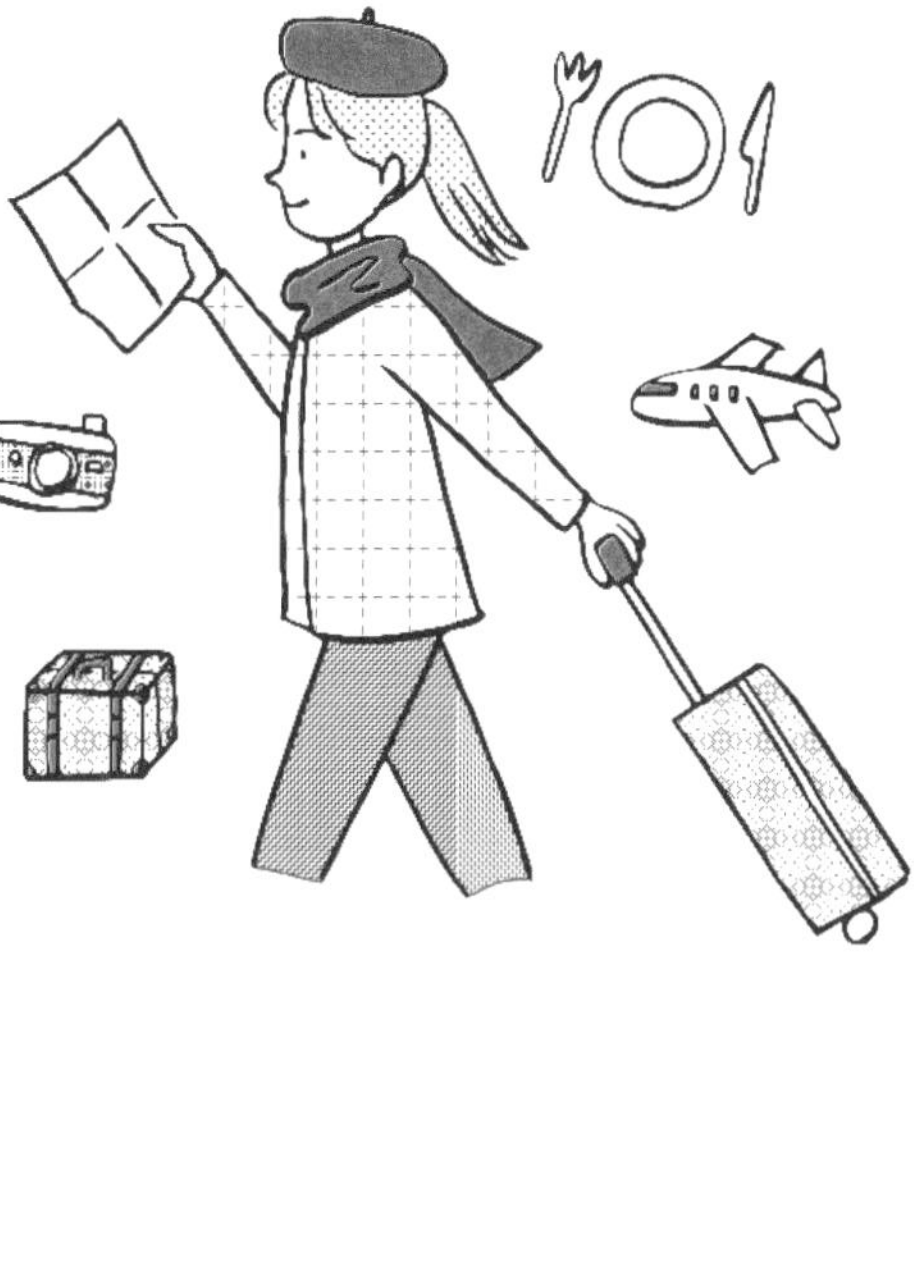

リーブル出版

はじめに

わたしが学院長を務める〝鎌倉薬膳アカデミー®〟（以下、アカデミー）で、受講生の方から長年こんなお声を聞いてきました。

「（アカデミーで学ぶまでは）薬膳や中国伝統医学（以下、中医学）に興味があって本を読んでも、よく分からなくて……」

この「よく分からない」＝モヤモヤ感が、薬膳や中医学のハードルを高くしているな……と常々残念に思ってきました。実は、薬膳や中医学は私たちの生活にとても密着しています。なぜなら、長年にわたり人々の日常生活の体験や、自然との関わりから生まれた医学であり実学だからです。こうして生まれたものは、私たちのからだやこころに無理がないのです。そのことをどうやったら分かりやすく伝えられるか、ずっと考えていました。

薬膳や中医学に関する書籍の多くは、結論だけが書いてあり、そこに至る原因や理由までは紹介されていません。詳細な説明は初心者にとって混乱を招くからだと思います。ですが、理由を自分で調べたり判断したりするのは、それこそハードルが高くなるというものです。

そこで、30〜50代の女性に多い悩みごとを、登場人物たちを通して解説したら、より「自分ごと」として感じてもらえるのではないかと考えました。本書では、症状の根本原因とその理由、それぞれの対処法を分かりやすく解説し、さらに不調を改善するための食材やレシピを紹介しています。

「こんな時、どうすれば良いの?」という時は、症状の解説や対処法を読んで解決のヒントに。コラムはクスっと笑ったり、「へぇーそうなんだ！」なんて思ったりしながら読んでみてください。

和の薬膳®については、元気な時は「この料理作ってみたい」とか、「おいしそう」と思うレシピを、不調を感じた時にはご自身に合わせたレシピを試してみてください。本書では、材料も調理法もふつうの、肩ひじはらずに作れるレシピを紹介しています。（「和の薬膳®」については、12ページで詳しく紹介します）

まずはあまり堅苦しく考えず、やりたい時にやれるだけ実践してみてください。毎日のごはん作りがめんどうだなと感じる時があっても良いんです。ですが、ぼちぼちとでも続けることが大切。汝、食材の持つパワーを侮るなかれ！（笑）

「最近のわたし、何かいい感じ」と思う瞬間があったなら、読者の皆さんのからだが「整った」ということです。

本書が、皆さんの明日の元気につながりますように。

2023年12月吉日

山内　正恵

食材で体調を改善していく

薬膳

って一体なに？

まずくも苦くもないし、作るのも
難しくありません。毎日の食事に生かして、
美容と健康を手に入れましょう。

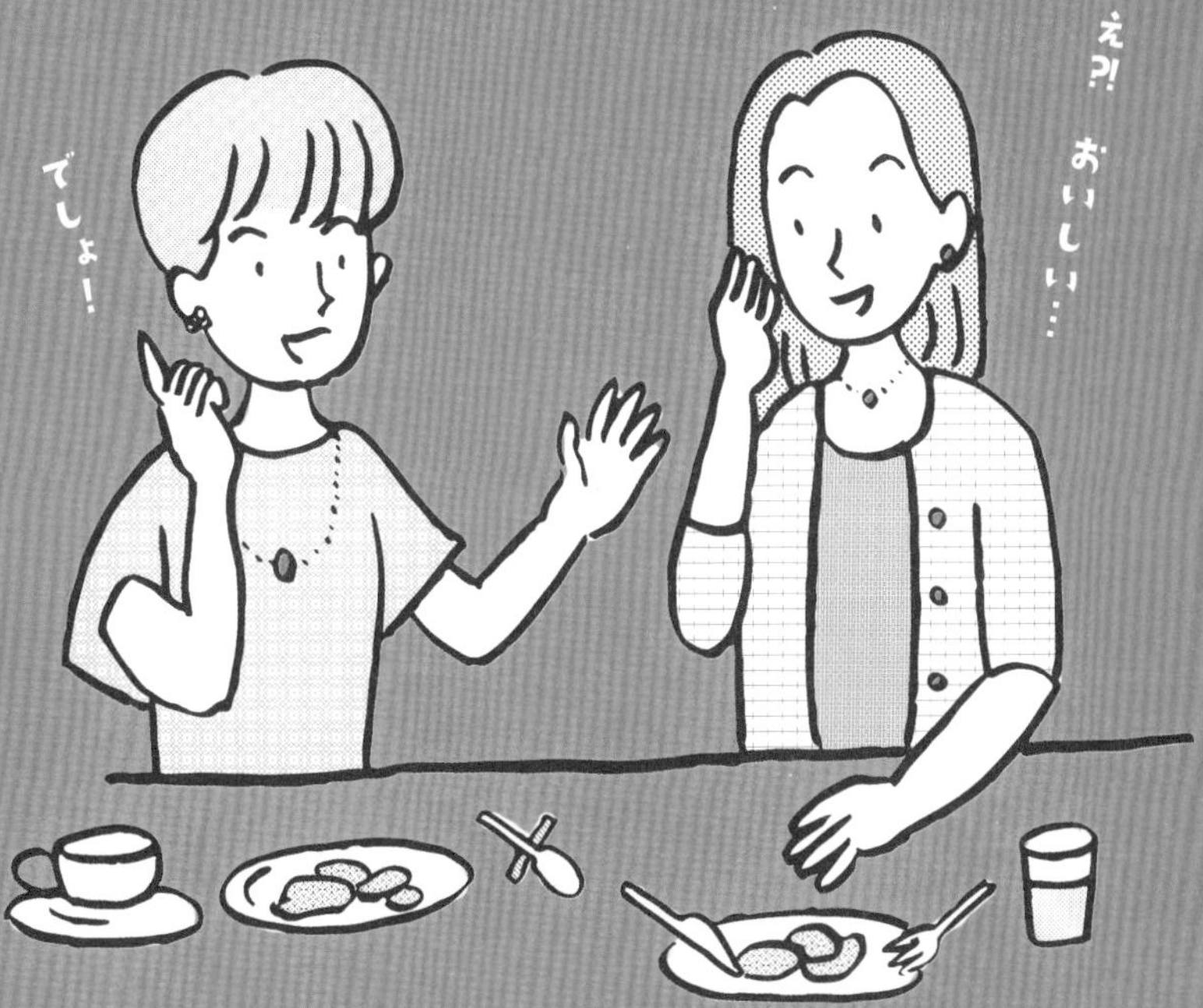

薬膳ってこんな意味

薬膳は、簡単にいえば「テーマ（目的）を持った食事」のこと。
目的とは、体調・体質の改善、季節のほか、美容、ダイエット、便秘改善などです。

薬膳は、ただおいしくてからだに良いだけでなく、中医学のルールによって食材を組み合わせることがポイントです。古代中国の人々が自然界から学んだ知識・経験を医学として創り上げ、未病を治す＝病気予防の考え方を導き出しました。

不調を感じた時に薬を飲むように、それを食材に置き換えて体調を改善していく。
つまり薬に代わるお膳が「薬膳」なのです。
毎日の食事に生かせるので、抵抗感や違和感もないのが良いところです。

もちろん、まずくも苦くもありませんし、作るのが難しいわけでもありません。
煮物や炒め物、カレーやお味噌汁なども、食べる人の体質や体調に合っていると、普段の食事が薬膳に変わるというわけです。

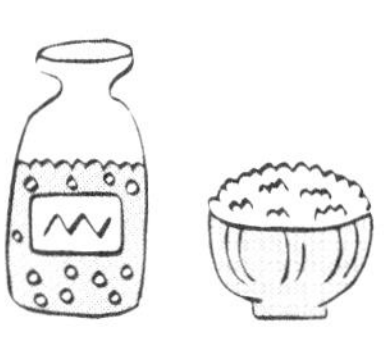

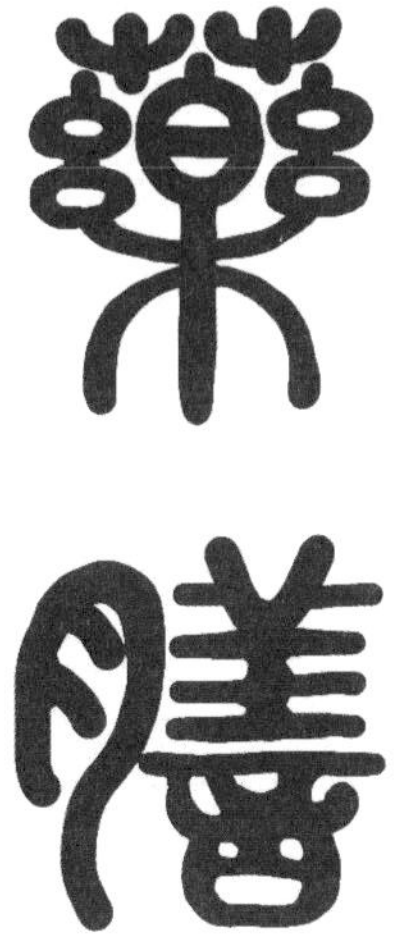

この図は、「薬膳」の古代中国文字です。

「薬」の文字は、花・草・実・根から作られ、「からだを治す植物」という意味です。

「膳」は、左側の偏は「皿」を指し、右側は「羊」と「牛」を表現しています。

つまり「薬膳」の文字は、からだを治す植物（野菜）と羊や牛（肉）などを皿に盛った料理という意味が含まれているのです。現代で置き換えると「日常食（毎日の食事）」といえます。

本書では、初心者の方にも分かりやすく楽しんでいただくために、専門用語はなるべく使わず、解説や注釈を入れながら書くよう心がけました。

「和の薬膳®」とは

アカデミーが提唱している「和の薬膳®」とは、日本の気候風土、食材、体質に合わせた和食と、「和」（なごみ・融和・調和・穏やか・安らぎなど）から生まれる「和のこころ」を合わせ、中医学の考えに基づいて作る薬膳を指します。

私たちは、チャーハンやギョーザ、カレーやパスタなど、さまざまな国の料理をアレンジして楽しんでいます。そんな毎日の食事に薬膳の考えを入れ込んだ料理が「和の薬膳®」なのです。

中医学のルールはもちろん大事ですし、ルールなしでは薬膳とはいえません。それと同時に、料理も同じくらい大切です。「中医学＋料理＝薬膳」ということですね。おいしくてからだに良い食事を食べた時の満足感、まさにこれは最高です。このようなことを実現することも和の薬膳®の魅力の一つです。

薬膳本来の考え方である「原《げん》汁《じゅう》原《げん》味《み》」（素材そのものを生かしたシンプルな味つけ）を大切に、どこでも手に入る食材と調味料を使って誰でも簡単に作れておいしい和の薬膳®レシピ。本書は、おとな女子向けですが、もちろん子どもからご年配の方までさまざまな世代の不調改善や健康維持に活用することができます。

こころの調和は、からだの元気から生まれます。
からだの元気は、食事で作られます。

食事は、
からだとこころの元気を作る、とても大切なものなのです。

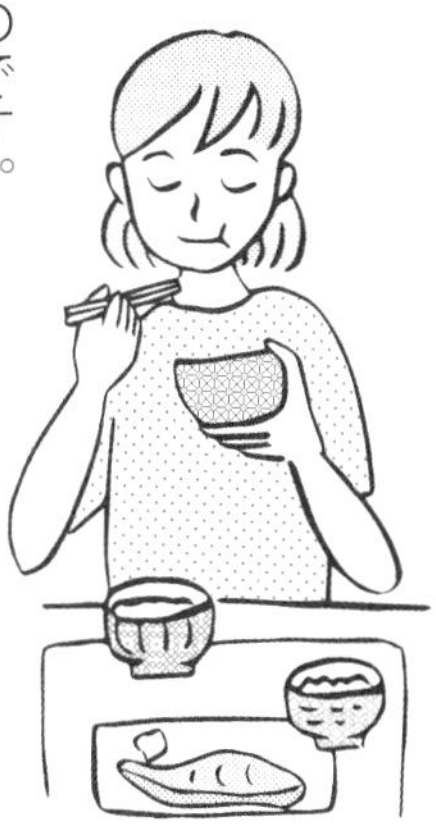

いま、私たちのからだとこころは、バランスを取ることが難しい時代を迎えています。そんな時代だからこそ「和の薬膳®」を実践してもらうことで、からだとこころが整うきっかけになればと思います。

病気になった時、気持ちが沈んだ時、どうしようもなくつらい時、最後まで一番の味方でいてくれる存在は「自分自身」。和の薬膳®には、「自分を大切にしてほしい」という想いも込められています。

からだを構成する三つの要素

気《き》・血《けつ》・津液《しんえき》について

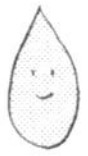

「気・血・津液」は、私たちのからだの構成成分のことで、生きていく上で重要な働きを担っています。

「気」は、生命活動のエネルギーで目には見えませんが、からだのいたるところを巡っています。臓腑《ぞうふ》を動かしたり、体を温めたり、血や津液を巡らせたり、細菌やウイルスが侵入するのを防いだりとさまざまな働きをしています。

「血」は、中医学では血液のことだけでなく、思考や精神活動を支える営養源のことを指します。全身を巡って営養を与えたり、潤いをもたらしたり、精神を安定させたりと多岐にわたる働きをしています。

「津液」は、血以外のからだに存在する正常な体液のことです。臓腑、組織、器官、髪、皮膚など体に潤いを与えたり、汗や尿の元になり体温調整に関わっています。関節に潤いを与えて動きをスムーズにするのも津液の働きです。さらに体内で血を作る要素でもあります。

これら三つの要素は、互いに関係し合いながら体内を巡って機能しています。健康な状態とは、それぞれが過不足なく充足していてバランスがとれていること、滞ることなくスムーズに流れていることです。どれかが不足したり、過剰になったり、流れが滞ったりするとバランスが崩れ、不調を招くことになります。食事や生活習慣を見直して、「気・血・津液」のバランスを整え、巡らすことで不調の改善につながります。

気・血・津液のバランス

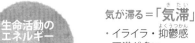

気が不足する＝「気虚《ききょ》」

・疲れやすい
・元気がなく倦怠感《けんたいかん》がある
・顔色が白いor黄色っぽい
・汗をかくと止まらない
・風邪をひきやすい

気が滞る＝「気滞《きたい》」

・イライラ・抑鬱感《よくうつかん》
・不満が多い
・ため息をつく
・月経前に胸が張る

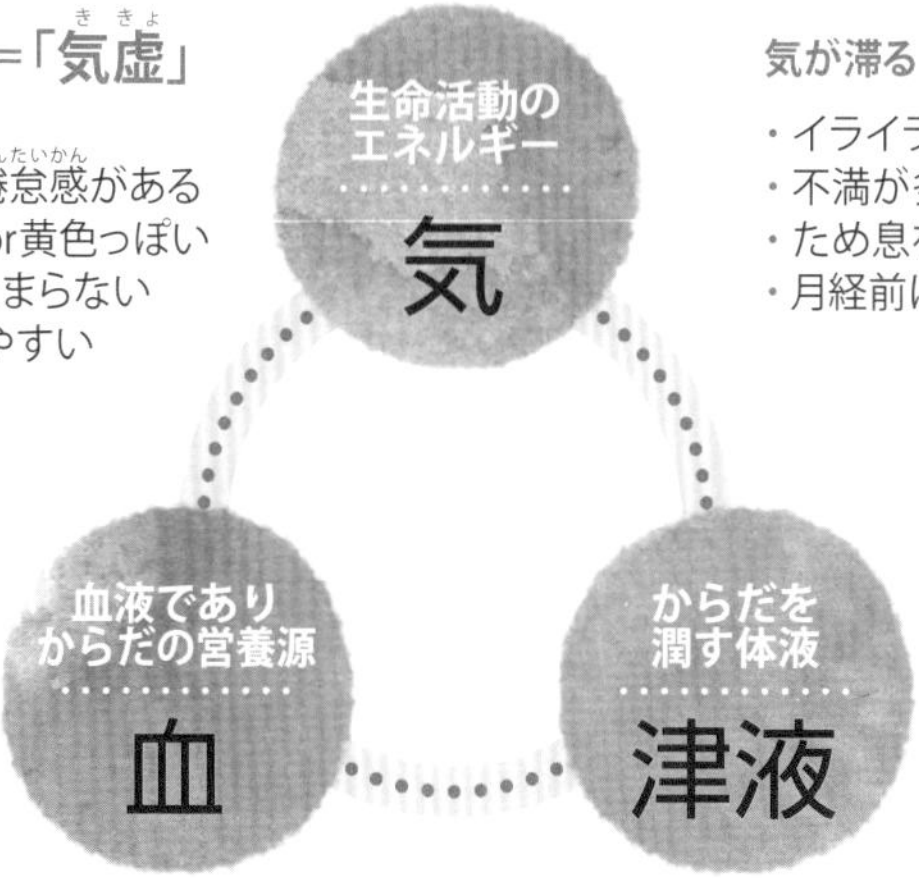

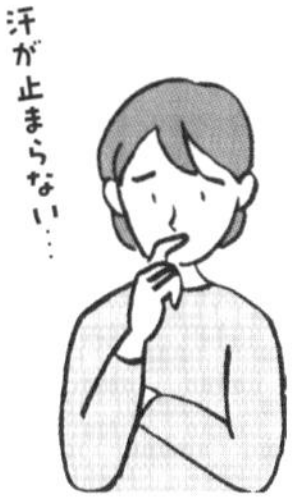
汗が止まらない…

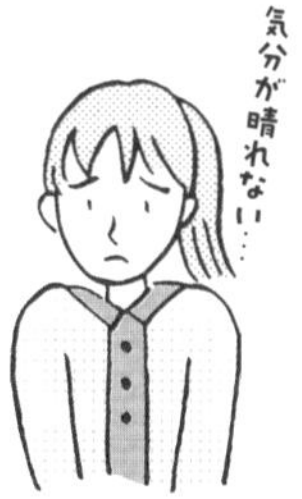
気分が晴れない…

血が不足する＝「血虚《けっきょ》」

・顔色・髪の毛・肌・爪に艶《つや》がなく乾燥
・唇の色が淡白
・ふらつきやめまい
・月経トラブル（経血量が薄く少ない、月経周期が長いなど）

血が滞る＝「血瘀《けつお》」

・肩こりや頭痛
・生理痛
・経血に塊がある
・皮膚に色素沈着
・目の下のクマ

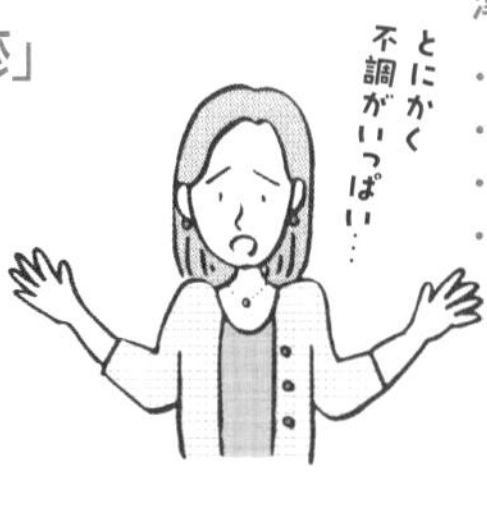
とにかく不調がいっぱい…

津液《しんえき》が不足する＝「津液不足」

・喉が渇く
・唇、皮膚が乾燥する
・尿が濃く少ない
・便秘

津液が余分にある＝「水腫《すいしゅ》」

・むくみ
・体が重い
・下痢や軟便
・胃がポチャポチャする

気と血はとっても仲良し！
気虚になると血虚にもなりやすいんです。

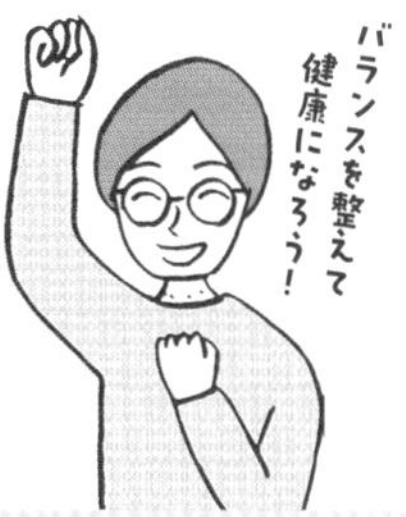
バランスを整えて健康になろう！

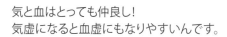

中医学で考える　五臓について

五臓とは肝《かん》・心《しん》・脾《ひ》・肺《はい》・腎《じん》のことで、私たちのからだは五臓の働きで成り立っています。五臓の働きは、私たちの生命力の源である「精《せい》」を作り、蓄えておくことです。この「精」から気・血・津液を作り出しています。

中医学で考える五臓は、西洋医学の臓器の捉え方とは異なり、それぞれの臓腑がからだに及ぼす機能までを含んだ広い意味で捉えられています。

五臓は互いに影響し合いバランスを取りながら、それぞれの機能を調整してからだを維持しています。

［五臓］

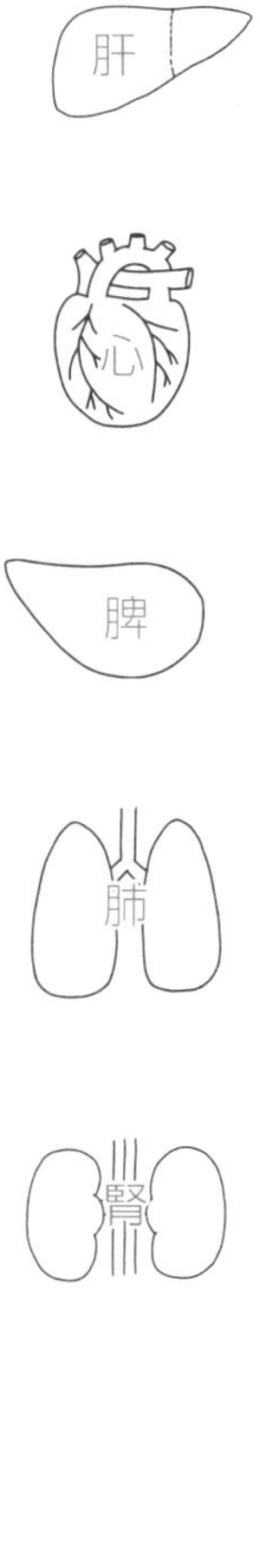

五臓の特徴

肝

消化吸収の促進、感情や思考のコントロール、気血津液の運行をスムーズにするといった自律神経に近い働きを行っています。また、血を貯蔵し、体内の血液量の調節を行っています。目、爪、筋、怒りなどと関係しています。

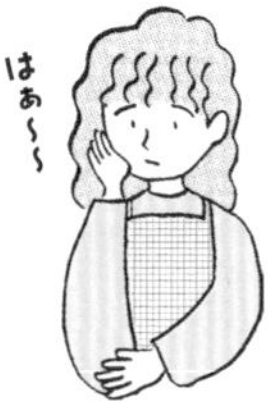

不調になると現れる症状

［肝血虚《かんけっきょ》］
・めまい
・筋肉の引きつり
・月経トラブル

［気滞《きたい》］
・抑鬱がある or イライラ
・こめかみ付近の頭痛
・ため息が出る

心

血を循環させ全身に営養を届けたり、精神意識・言語・思惟の働きをコントロールしたりしています。気血が充足していると精神意識は安定します。舌、顔色、喜びなどと関係しています。

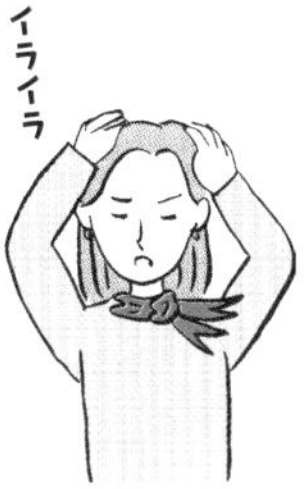

不調になると現れる症状

［心血虚《しんけっきょ》］
・息切れや動悸がする
・不眠　・多夢
・めまい　・不安感
・忘れっぽくなる

［心火亢盛《しんかこうせい》］
・興奮してイライラする
・心胸部の煩熱《はんねつ》　・失眠

脾

広く消化器のこととして捉えられ、飲食物を消化吸収し、気血津液を作って、全身に運んでいます。また内臓を定位置に保つといった働きもあります。脾で作られた営養は、私たちの生命活動に必要不可欠なエネルギーです。〝脾胃は飲食養生の本〟ともいわれるほど、大切な働きをしています。口、味覚、筋肉、思うなどと関係しています。

不調になると現れる症状

［脾気虚《ひききょ》］
・食欲不振
・食後眠くなる
・疲れやすい
・気力が出ない
・むくみ
・下痢、軟便
・内臓下垂

五臓の特徴

肺

呼吸を行い、新陳代謝を維持しているとともに、気を作っています。全身に気や津液を行き渡らせ、体表を温めたり、潤したりして皮膚を保護しています。また血液運行の調節も行っています。皮膚、鼻、悲しみなどと関係しています。

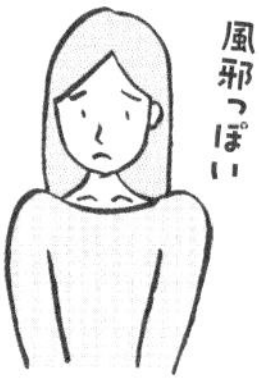

風邪っぽい

不調になると現れる症状

［肺気虚《はいききょ》］
- 咳が出る
- 息切れがする
- 声がか細い
- 日中に汗をかきやすい
- 風邪をひきやすくなる
- アレルギー症状が出る
- 肌の乾燥

腎

生まれながらに持っている生命パワー（＝精）を蓄えているところで、成長、発育、生殖、老化といった私たちの生命活動と関係しています。また水の代謝をコントロールし、不要なものは尿として排泄する働きもしています。

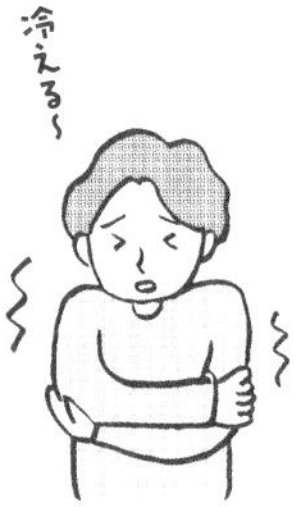

冷える〜

不調になると現れる症状

［腎陰虚《じんいんきょ》］
- 足腰がだるい
- のぼせ、ほてり
- 白髪が増える
- 骨が弱くなる

［腎陽虚《じんようきょ》］
- 冷え
- むくみ
- 子宮の冷え
- 腰痛

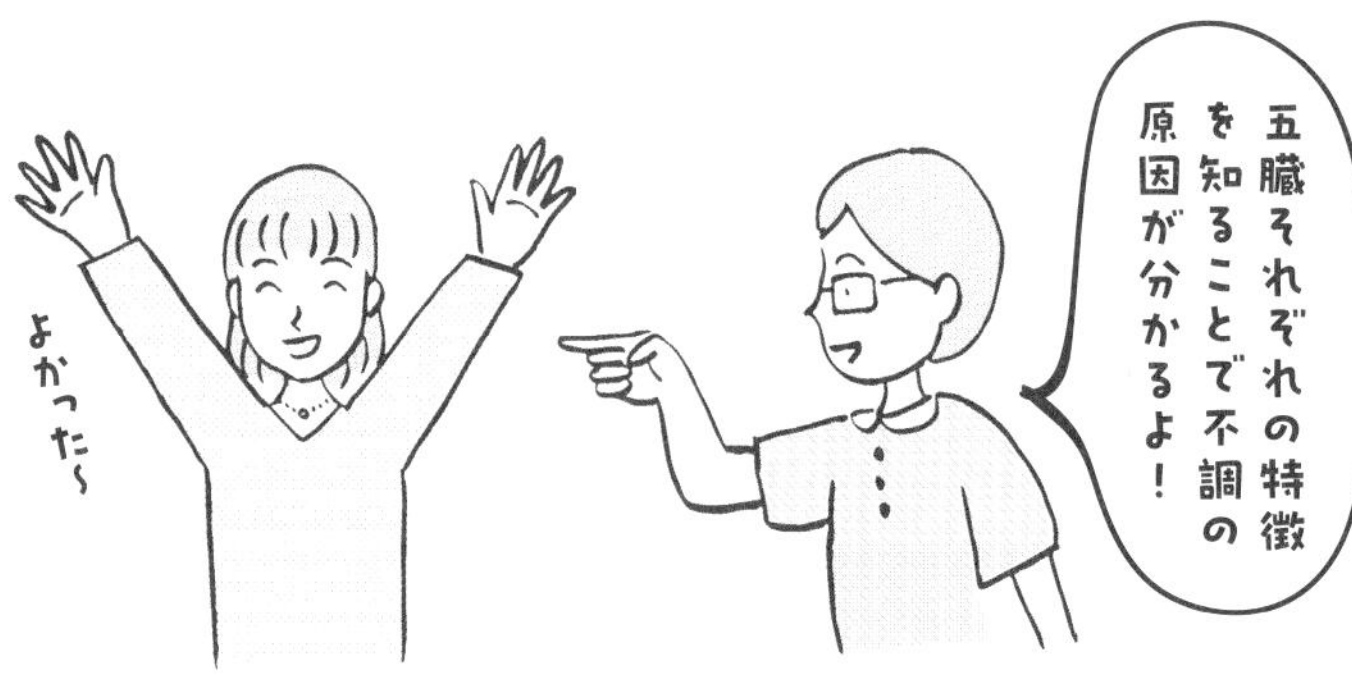

五臓それぞれの特徴を知ることで不調の原因が分かるよ！
よかった〜

本書の使い方

アカデミーでは「中医学理論」「薬膳理論」「調理実習」を軸に講義を行っていますが、本書では中医学や薬膳をより身近に感じていただけるよう、難しい専門用語を使わずに構成しました。皆さんにリアルに感じてもらうために、中医学において代表的な八つの症状を抱えた主人公たちに登場してもらい、それぞれが抱えている悩みや症状の解説、対処法を紹介しています。さらに、各タイプごとに三つのレシピと五つの献立を用意しました。レシピは、ちょっと楽して材料にお惣菜を使っても良し、お料理が好きな方は素材から調理を楽しんで。そして、献立は何を食べるか迷った時のメニューのヒントにしていただければ幸いです。

本書に書かれている八つのタイプを読んで、「私、この人に似ているかも」と共感できるタイプにご自身やご家族を投影してみてください。複数のタイプに当てはまる場合もあると思います。

それではさっそく８人の主人公たちと一緒に、あなたにぴったりの「和の薬膳®」を探しにいきましょう。

［調理上の注意点］

【分　量】大さじ１が15㎖、小さじ１が5㎖、１カップは200㎖を使いました。

【材　料】２人分を目安にしています。材料を倍にする場合は、調味料は倍量より少し少なめにし、半分にする場合は、半分より少し多めにしてください。
火力、鍋の大きさなどにより調味料の蒸発分が違ってきますので、分量はあくまで目安と考えてください。

【その他】水溶き片栗粉の目安は、水：片栗粉＝１：1.3です。

食材を洗う、皮を剥くなどの下処理は表記を省いています。
必要に応じて行ってください。

［注意事項］

※本書で紹介する対処法は、暮らし方のアドバイスであり、病気治療ではありません。

※本書で紹介する対処法の効果には個人差があり、すべての人に効果があるとは限りません。

※からだに合わない場合は、直ちに中断してください。

※妊娠中の方や病気治療中の方は、始める前に主治医へご相談ください。

この本の登場人物

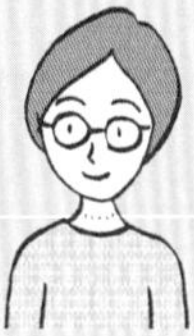

山内 正恵先生
鎌倉薬膳アカデミー学院長

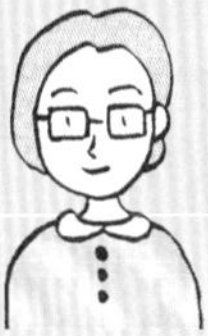

高尾 仁美先生
鎌倉薬膳アカデミー副学院長

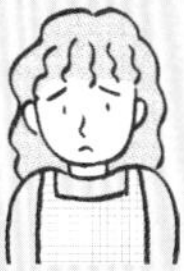

平野 まりえ
肝血虚
フラフラさん

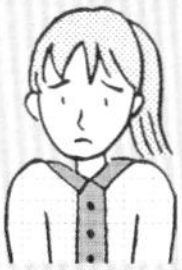

山田 早苗
気滞
ヘトヘトさん

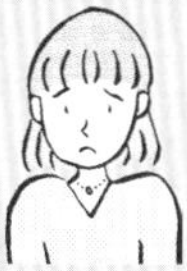

高橋 ほのか
心血虚
ドキドキさん

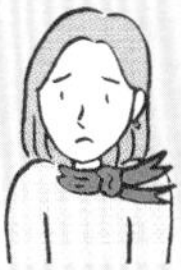

青木 京香
心火亢盛
カリカリさん

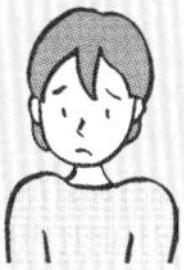

田中 啓子
脾胃気虚
クヨクヨさん

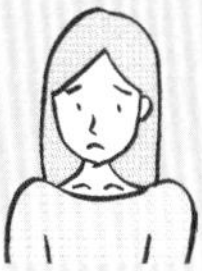

田辺 みゆき
肺気虚
メソメソさん

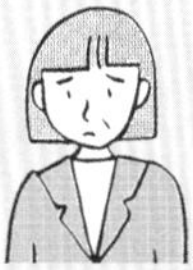

横河 ふみ
腎陰虚
カラカラさん

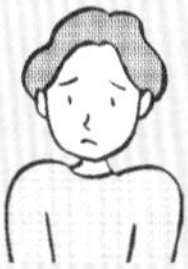

来栖 まどか
腎陽虚
ヒエヒエさん

コラム

コラム 1

医食同源・薬食同源の意味って？

簡単にいえば、〝食べ物も薬も、源は同じ〟という意味です。
では、〝源が同じ〟とはどういうことでしょう。
漢方薬と食材には、それぞれこんな共通点があります。

- 天然のもの
- 効能がある
- 五性（寒・涼・平・温・熱）がある
- 五味（酸・苦・甘・辛・鹹）がある

漢方薬と食材の違いは〝作用する強さ〟にあります。漢方薬は、からだに働く作用が強いため、薬として使われます。食材はというと、毎日食べるものですよね。毎日食べるものに強い作用があれば、からだのバランスを崩してしまいます。ですから、食材は薬に比べて穏やかな作用なのです。身近すぎて気付かないかもしれませんが、一つひとつの食材は私たちのからだでしっかりと働いてくれています。だからこそ、自分に合った食材を取ることが大切なのですね。

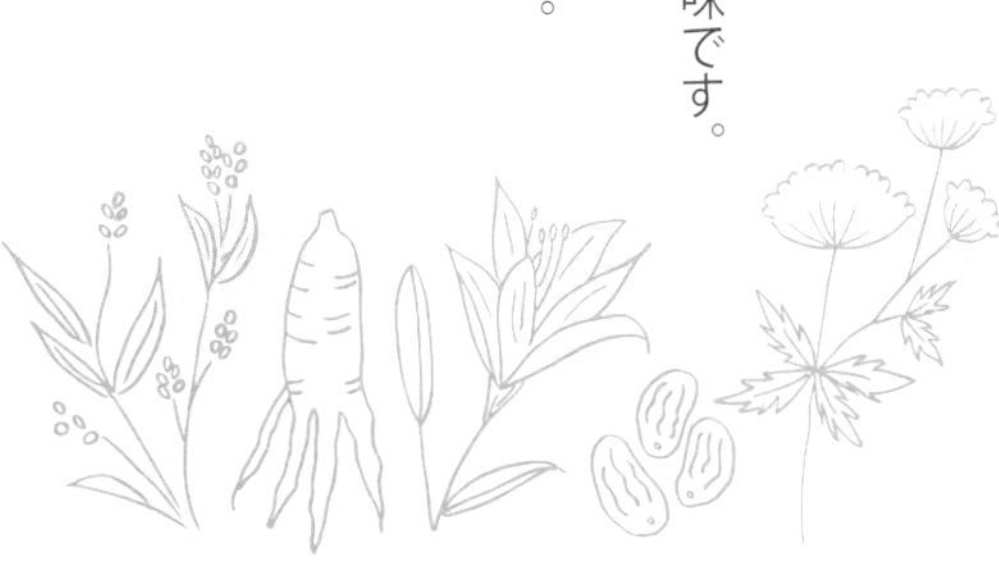

肝に備えている血が不足している

肝《かん》血《けっ》虚《きょ》

疲れがとれない フラフラさん

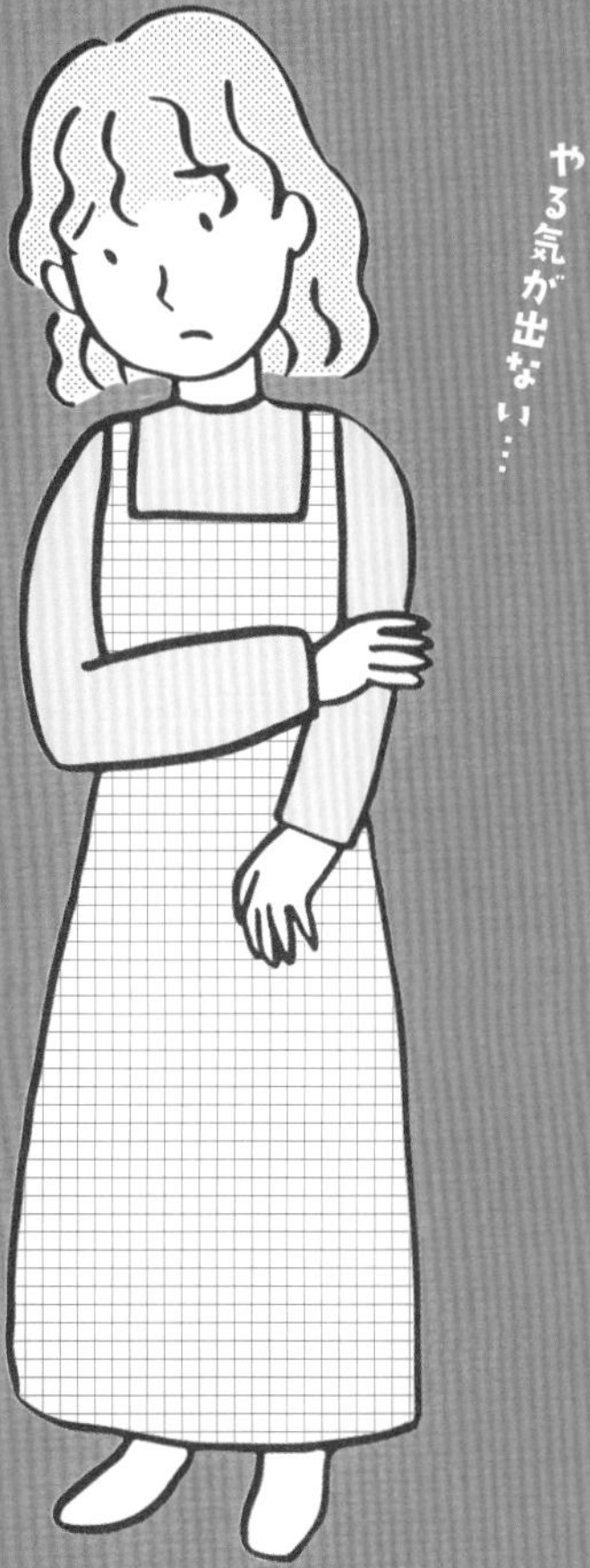

平野まりえさん（38歳）

性　格

- 曲がったことが嫌い
- ストレスを受けやすい
- 勘が鋭い

好きな食べ物

- スナック菓子
- ビール
- レモンサワー

嫌いな食べ物

- 納豆

趣　味

- テレビ鑑賞

職　業

- パート

家族構成

- 夫（45歳）
- 長男（8歳）
- 長女（6歳）

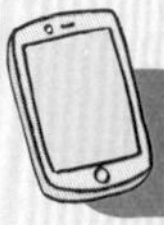

フラフラさんのお悩み相談室

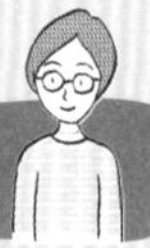

ソファーに横になってスナック菓子を食べながらテレビをぼ〜っと見ていたまりえさん。そこに山内先生から LINE でメッセージがきました。

平野さん、最近調子はどう？
何かつらい症状とかはない？

最近ですか？ 何だかやる気が出ないというかなんというか。
なんか携帯見てると目がかすむし、疲れちゃうんですよね。
あ、あと肩こりがひどくて。

（目赤いだろうな〜）
つらいわね。ちゃんと寝てる？

寝てますよ〜

何時に寝てるの？

１時にはベッドに入るようにしてますけど……

1時まで起きてるの！？
私は毎日10時には寝てるのよ。
少なくとも日にちが変わる前までに寝るようにしてほしいな～

分かってるんですけどね～
日中は仕事と子育てに追われているので、夜くらいは自分の時間がほしくて。
ビール飲みながら携帯見たりしているとつい何時間もたっているんですよね……

そうなのね。
一人でゆっくりする時間は大切よね！
日中の時間を工夫してみるのはどう？
夜更かしして携帯を見て目を酷使したりすると血が不足しちゃうのよ。

え？ 血が不足？（どういうこと？）

平野さんの体調が気になってしまった山内先生。「血が不足している」とは一体どういうことなのでしょうか？

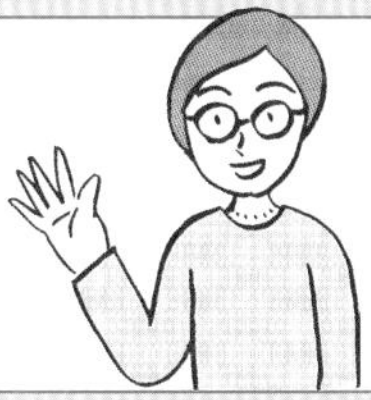

肝血虚の症状

こんな症状はありませんか?

- □ めまい
- □ 爪の栄養不足
- □ 眼精疲労
- □ 目の乾燥感
- □ 目のけいれん
- □ 首の筋の張り
- □ 手足のしびれ
- □ 足がつる
- □ 経血量が少ない
- □ 月経の日数が少ない

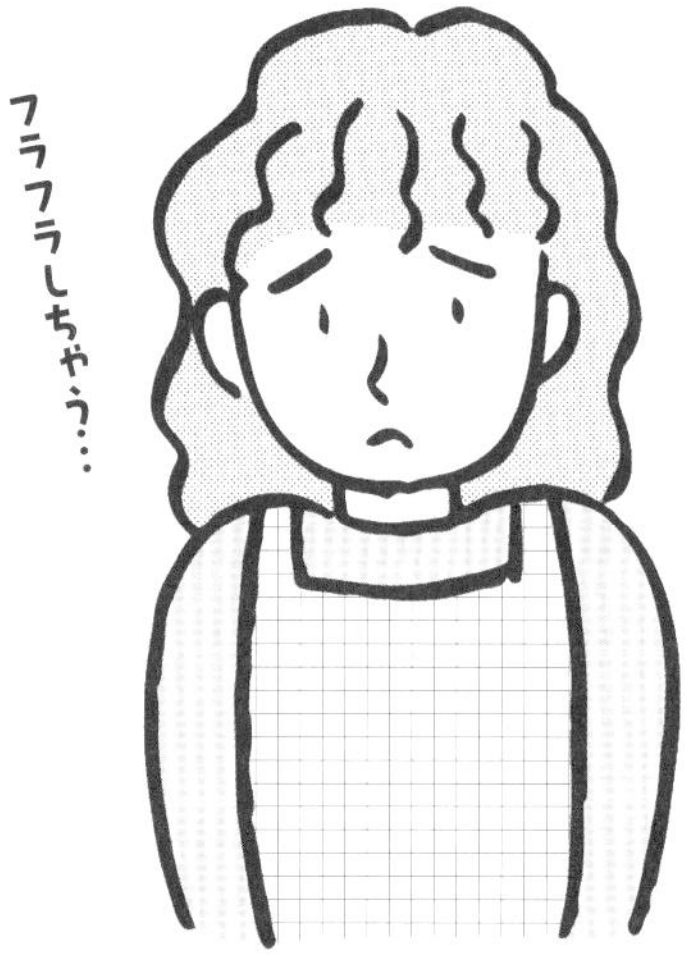

心理パターン

優柔不断、情緒不安定、集中力がない、感情のコントロールがうまくいかない

行動パターン

夜更かし、長時間の目の酷使（パソコンやスマートフォシ、テレビなど）

肝血虚はこんなタイプ

女性は月経があることで、体の営養源である血が足りない状態になりがちです。

私たちの生命活動のエネルギーである気の巡りも滞りやすくなるため、気分が落ち込んで憂鬱になったり、怒りが湧いたりという感情の乱れが生じます。

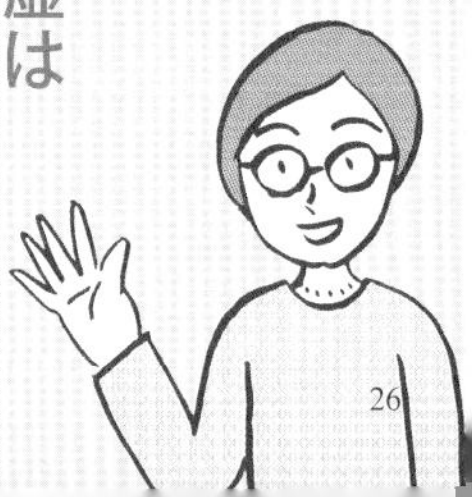

肝血虚の対処法

◎ 夜更かししない

◎ 目を休ませる時間を作る

◎ 休肝日を作る

◎ 血を作る食事を心がける

◎ カッとしたら、怒りを呼吸に乗せて吐き出す

まずはライフスタイルを見直してみましょう。「わたし、このままじゃだめだ！」と感じた時が変わり時です。このタイプの人は、ある程度ダラダラが続くと自分に対して嫌気がさしてくる真面目タイプ。変化のためのエネルギーを溜めている時は、少しダラダラすることも大目に見ながら生活を整えてみましょう。

これらを意識して行うことで、見えてくることもあるはずです。

休養や十分な睡眠をとり、疲れを取り去ることも大切です。

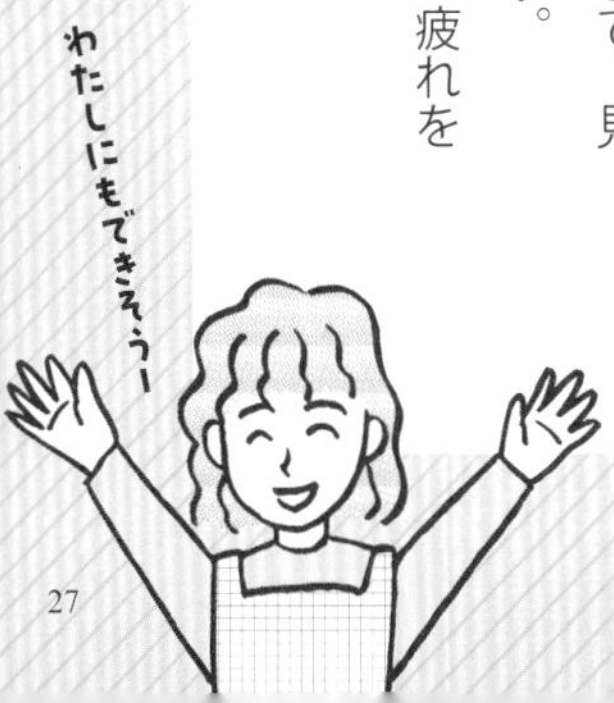

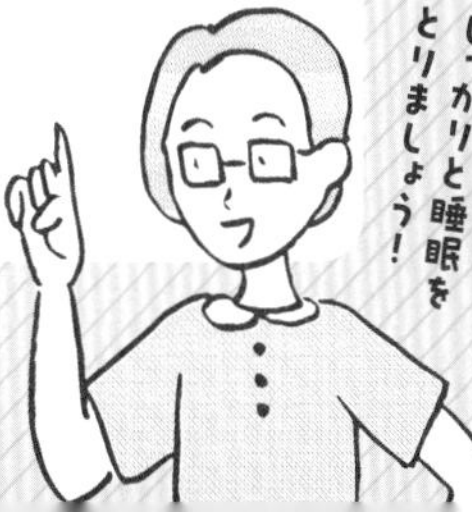

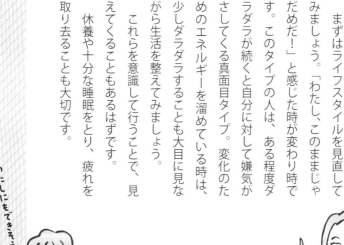

わたしにもできそう！

しっかりと睡眠をとりましょう！

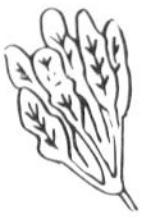

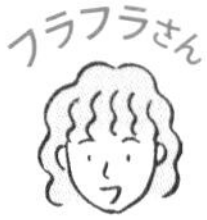

肝血虚
おすすめ食材

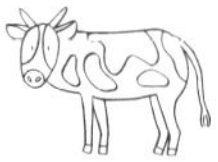

ポイント食材

牛肉（赤身）、レバー（牛・鶏・豚）、ブリ、ほうれん草、クコ

その他のおすすめ食材

イカ、ウナギ、ししゃも、アサリ、牡蠣、にんじん、ぶどう、プルーン、アーモンド、黒ごま、ナツメ

控える食材

唐辛子や生姜、シナモンなど、発汗を促す食材

食材選びのポイント

このタイプの人は血を増やすことが大切です。早く改善したい場合は、豚・牛・鶏肉のレバーがおすすめ。動物性の食材は植物性に比べ力があるので、野菜だけよりも改善に効果が期待できます。ただ、胃腸の弱い方には消化に負担がかかるので、元気をつけてくれる芋類や、きのこ類と一緒に取るのがおすすめです。

和の薬膳レシピ
01
肝血虚

焼き鳥レバーとほうれん草の卵とじ

レバー・ほうれん草・卵は、いずれも血を作る食材。

レバーを調理したり、食べるのが苦手な人も、これなら簡単においしく血を増やせます。

材料

- 鶏レバー　3串
- ほうれん草　100g
- 卵　2個
- だし　140ml
- 酒　大さじ1
- 砂糖　小さじ1弱
- 醤油　大さじ1

作り方

① ほうれん草を塩茹でして水にとり、水気をしぼって食べやすい大きさに切る。

② だしに調味料を加え、串から外した焼き鳥と①を加えて軽く煮たら溶き卵でとじる。

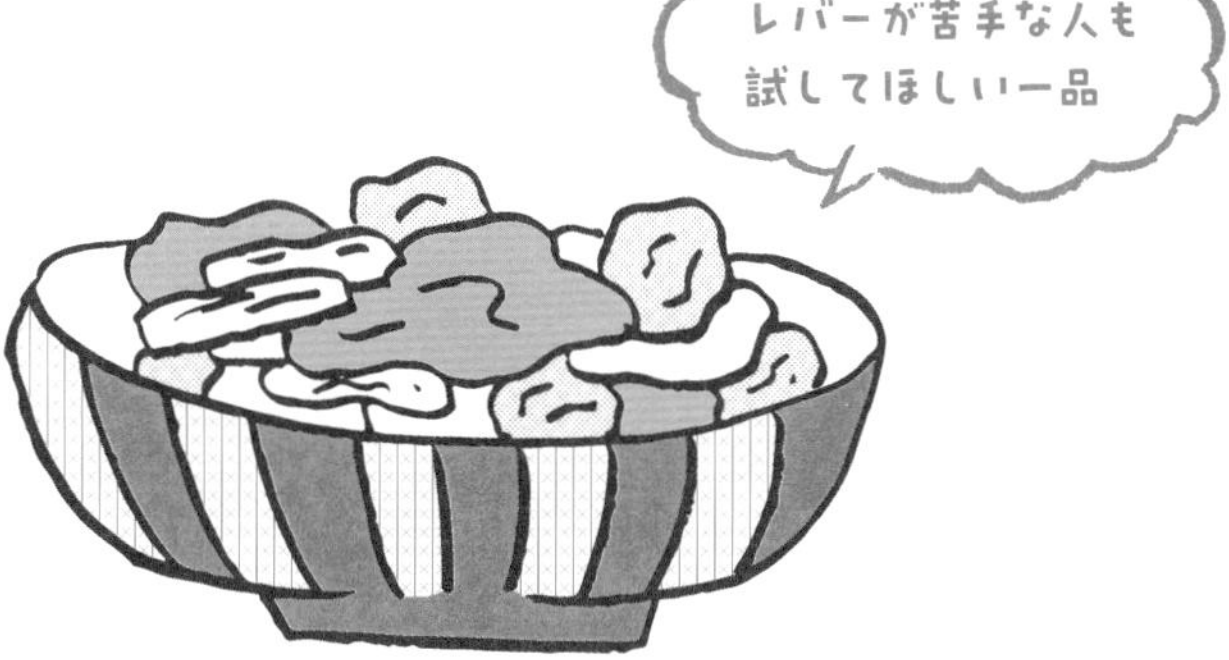

和の薬膳レシピ

02

肝血虚

牛肉、しめじ、パプリカの炒め物

牛肉は赤身を選ぶのがポイント。

血を作るしめじと気の巡りをよくするパプリカをプラスすることで、補いながら巡らせる組み合わせです。

材料

・牛肉	150g
・しめじ	100g
・パプリカ	（黄・赤各60g）
・酒	小さじ1
・中華スープ	小さじ1/2
・サラダ油	適量
・塩・こしょう	少々

作り方

① 牛肉に軽く塩・こしょうをする。しめじは半分に切る。パプリカは3㎝の棒状に切る。

② 熱したフライパンにサラダ油を引いて、①を炒め調味料で味をつける。

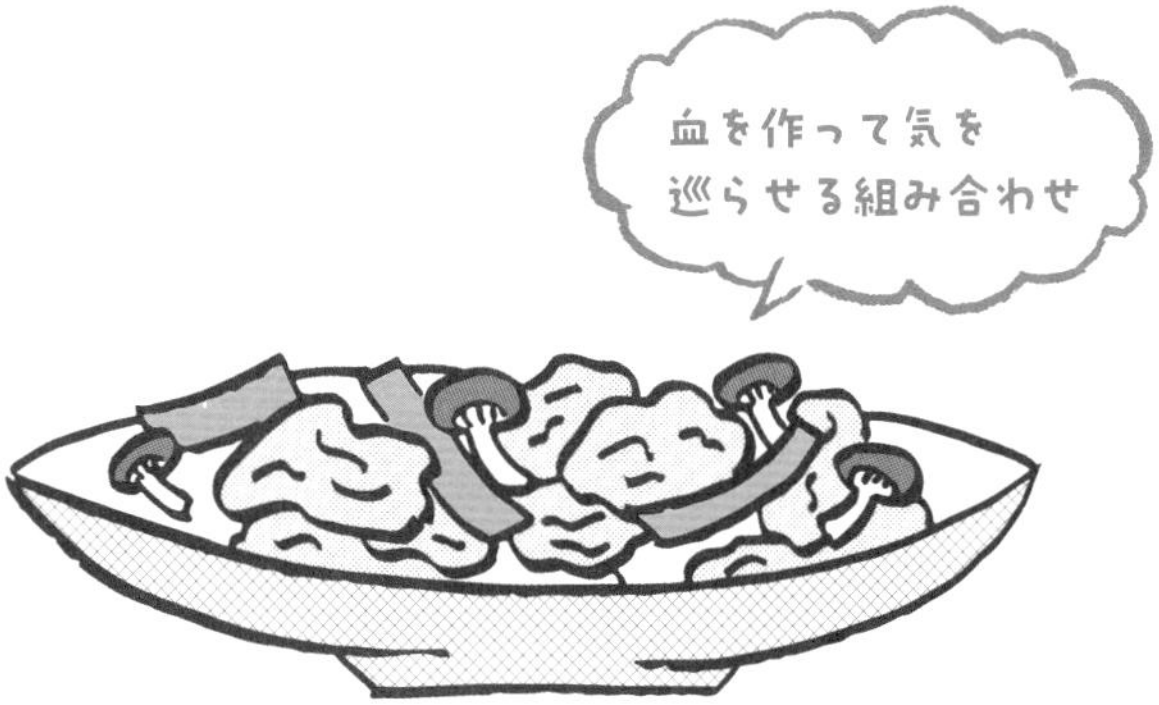

和の薬膳レシピ

03

肝血虚

ブリのバルサミコ醤油ソース焼き

元気をつけて消化吸収を高め、血を作るブリを簡単においしく食べられるレシピ。
子どもから大人までみんなが好きな味です。

材料

- ブリ　2切れ
- 醤油　小さじ2
- バルサミコ酢　小さじ2
- サラダ油　適量
- 片栗粉 or 米粉　適量

作り方

① 熱したフライパンにサラダ油を引いて、軽く片栗粉 or 米粉をつけたブリを焼く。

② ①に調味料を加えて煮からめる。

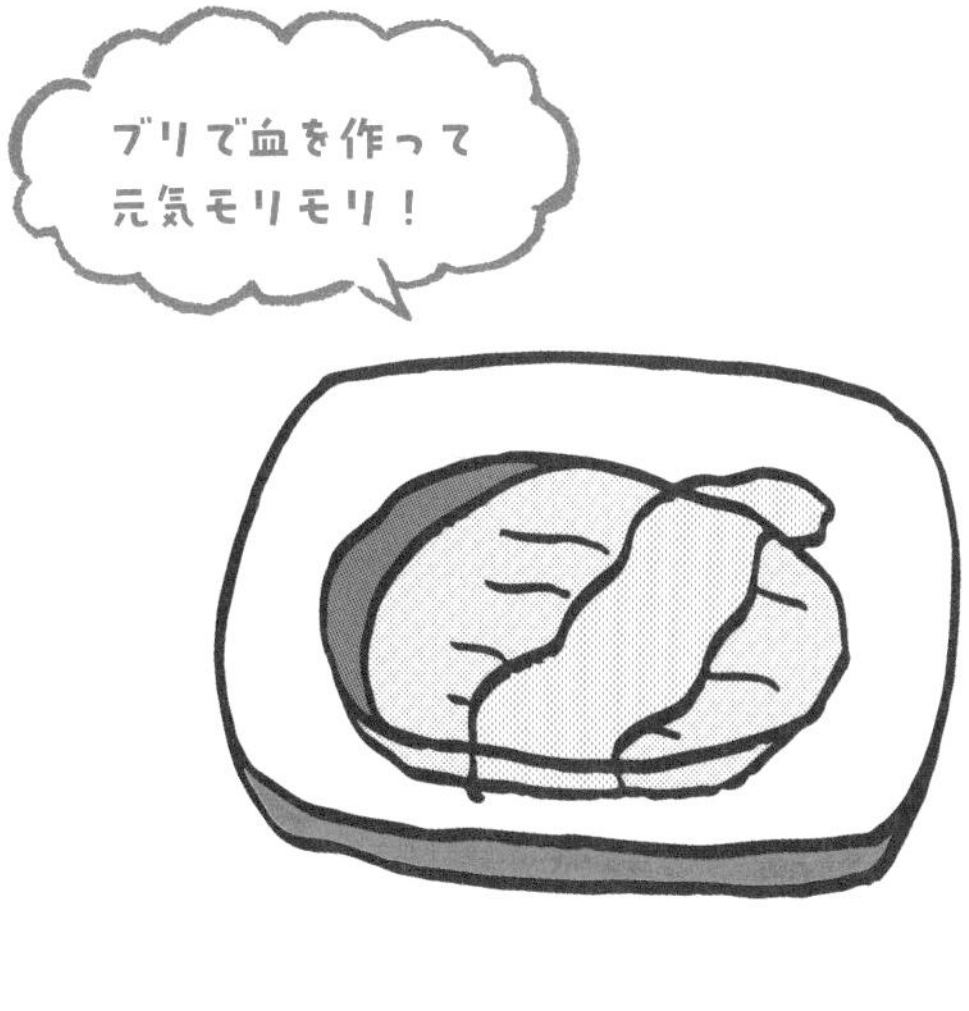

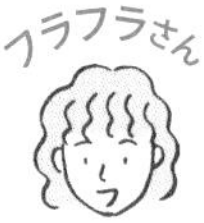

肝血虚おすすめ献立

和の薬膳レシピ 04 肝血虚

ししゃもの南蛮漬け

ししゃも、玉ねぎ、にんじん、だし、薄口醤油、砂糖、酢（市販のピクルス液で代用可）

和の薬膳レシピ 05 肝血虚

牡蠣のコンソメスープ

牡蠣、細ねぎ、舞茸、コンソメ、塩、こしょう

和の薬膳レシピ 06 肝血虚

にんじんとアーモンド、プルーンのラペ

にんじん、プルーン、アーモンド、酢、塩、こしょう

和の薬膳レシピ 07 肝血虚

アサリとキャベツの酒蒸し

アサリ、キャベツ、細ねぎ、酒、薄口醤油

和の薬膳レシピ 08 肝血虚

炊飯器で作るイカとチキンのピラフ

うるち米、鶏肉、イカ、パプリカ、オリーブ、コンソメ、オリーブ油、塩、こしょう

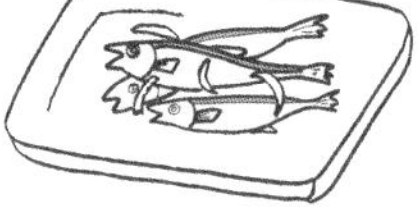

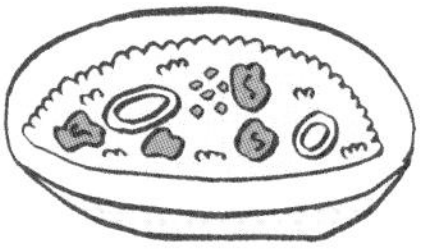

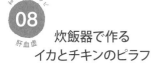

気の流れが滞っている

気《き》滞《たい》

あれこれ気がつく **ヘトヘト**さん

山田早苗（35歳）

性格

・几帳面
・責任感が強い
・しっかり者

好きな食べ物

・酸っぱいもの全般

嫌いな食べ物

・レバー

趣味

・一人旅

職業

・公務員
（市役所勤務）

家族構成

・独身

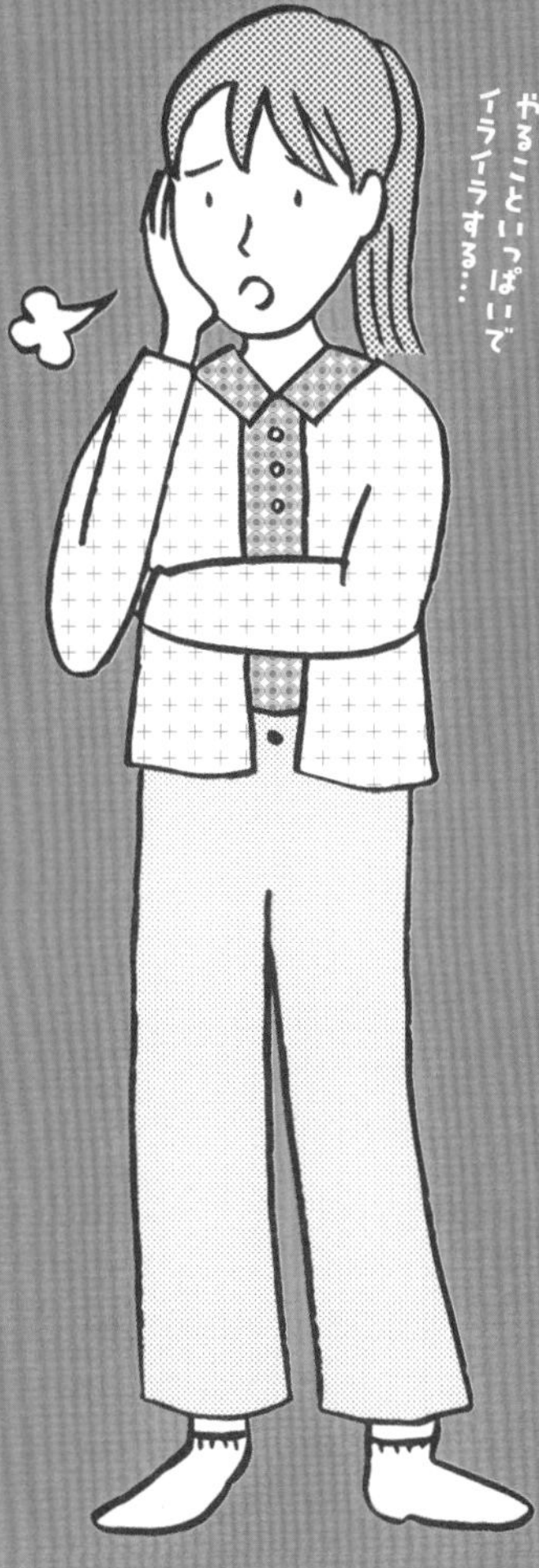

ヘトヘトさんのお悩み相談室

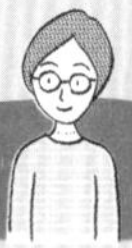

早苗さんの悩み

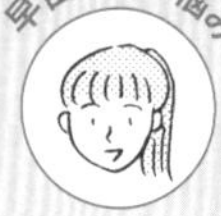

仕事から疲れて帰ってきた早苗さん。やらなきゃいけないことがいっぱいでイライラしているところに山内先生からLINEでメッセージがきました。

山田さん、こんにちは！
お時間ある時に連絡いただけるかしら？

先生、こんばんは。先ほど仕事から戻りました。日中やらなきゃいけないことが多くて、お返事遅くなりました。

山田さん、お返事ありがとう。
お元気にしている？

ありがとうございます。
元気にしているんですけど……
いつもバタバタで、疲れちゃいます。

お仕事が忙しいの？

仕事は板挟みでいろいろやることがあって。
もう無理〜てなってます……
家にいてもいろいろ気になってしまって……

あらま…それは大変ね
気分転換できてるの？

旅行にも行けないし、
全くできていないですね。

そうなのね。
遠くに旅行に行けなくてもちょっとした
気分転換は必要よ。

そうですよね。
いつも忙しくて頼まれごとも多くて、なか
なか時間がないですね。

優しいから他人のことを優先しちゃ
うのよね、山田さんは。
もっと自分を大切にしてほしいな。

ありがとうございます。
確かにそうなんです。
もうイライラしちゃって、食欲がなかったり、
のどの詰まり感があって。

そうなのね。
いわゆるストレスからくる症状が出ているの
ね。気の流れが滞っているから、気を巡らす
お食事をしてみてね。

ストレスで不調が出ている早苗さん。
山内先生が言っている改善方法は、どん
なものか見てきましょう。

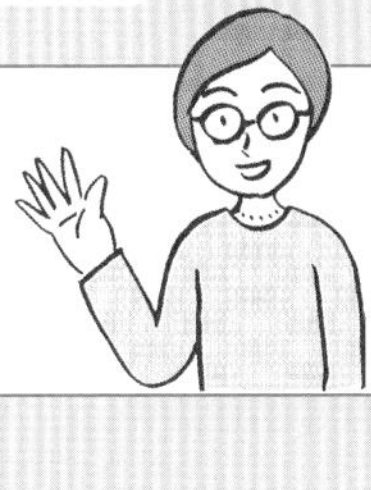

気滞の症状

こんな症状はありませんか？

- □ 鬱《うつ》
- □ イライラ
- □ ため息
- □ 胸と脇の張った痛み
- □ のどの詰まり感
- □ 月経痛
- □ 食欲不振
- □ 便秘
- □ げっぷ
- □ ガスがたまりやすい

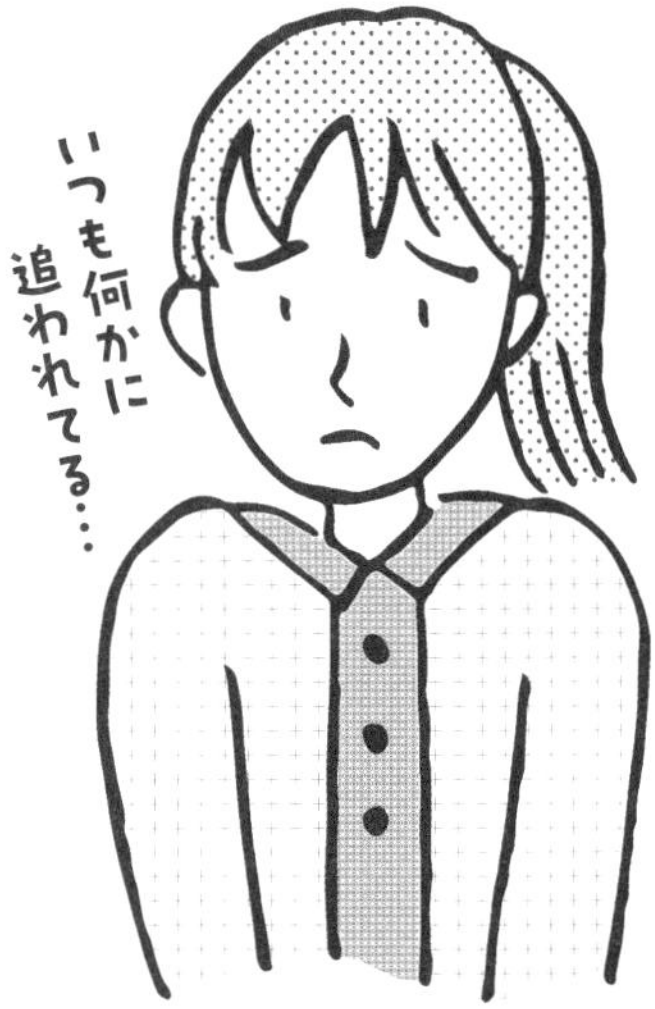

心理パターン

抑鬱《よくうつ》もしくはイライラしやすい、頼まれたら断れない、どんよりした天気が苦手、気を遣いすぎ

行動パターン

常に忙しい、目の前のことを片付けるのに精いっぱい、気分転換が苦手、自分より他人を優先しがち

気滞はこんなタイプ

日々のストレス・積もり積もった疲れ・季節の変わり目・気温の変化などが自律神経に影響を及ぼすことで、症状が現れます。からだの中を巡っている生命エネルギーである気の巡りが悪くなると、血や水分の流れにも影響します。

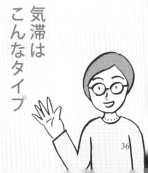

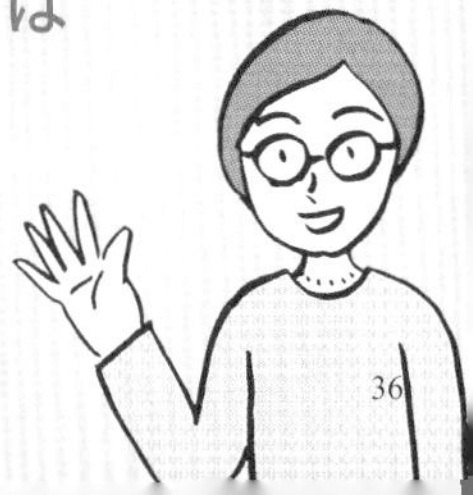

気滞の対処法

◎ デジタルデトックスをする
◎ からだが動き出すような音楽を聴く
◎ 自然が多くあるところを散歩する
◎ 今いる場所から離れて
リフレッシュする（旅行など）
◎ 没頭できる趣味を持つ
◎ 香りのいい食材を使って料理をする
◎ からだを締めない服装を選ぶ

まずは、あれもこれも考え込みたくなる自分をちょっと横に置いてみましょう。このタイプの人に必要なのは、のびのびとした気持ちを味わうことです。手のひらをパッと開くように気分を発散させましょう。

　こころもからだもリラックスしている状態を作ることが大切です。

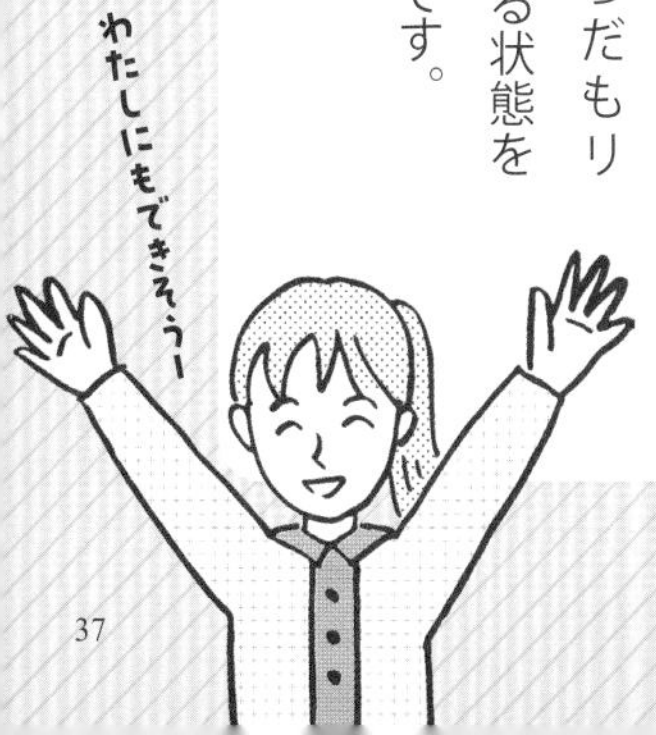
わたしにもできそう!

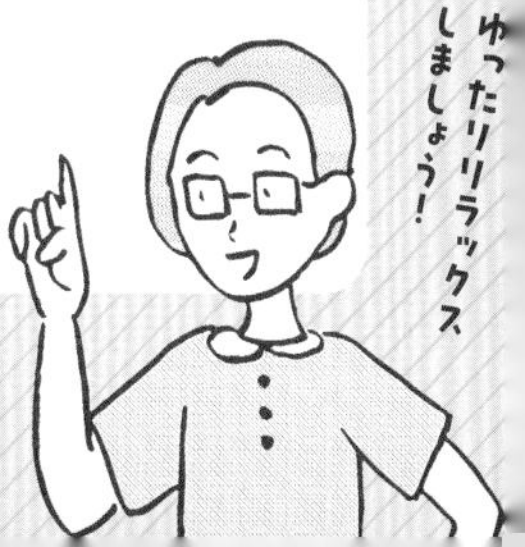
ゆったりリラックス
しましょう!

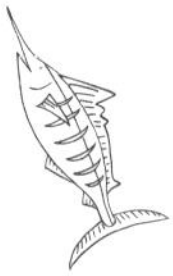

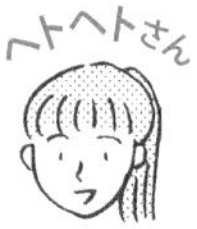

気滞
おすすめ食材

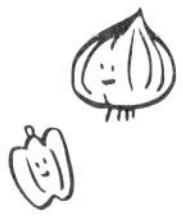

ポイント食材

そば、カジキマグロ、セロリ、玉ねぎ、パクチー、ピーマン、グレープフルーツ、みかん

その他のおすすめ食材

青じそ、小松菜、ちんげん菜、ニラ、パセリ、三つ葉、キンカン、黒きくらげ、ミント、ジャスミンティー

控える食材

魚卵類、乳製品、酸っぱすぎるもの、芋類
※適度な酸味はOK

食材選びのポイント

このタイプは気の巡りが滞っています。この状態を改善するには、気の巡りをよくすることが最適です。気を動かす働きがある辛味や苦味の食材を多めに取るとよいでしょう。また、同じような働きを持つ香りの良い食材もおすすめです。紹介しているレシピは、これらを多く使っています。バタバタした日常を過ごしていたり、気持ちが沈んだりした時には、ポイント食材を活用ください。

和の薬膳レシピ
01
気滞

カジキマグロとマッシュルームのトマト煮

気の巡りをよくする魚であるカジキマグロを使った一品。
お好みのきのことトマトを加えることで、旨味が増します。

材料

- カジキマグロ　2切れ
- マッシュルーム　4個
- トマト缶　$^{1}/_{2}$缶
- コンソメ　適量
- サラダ油　適量
- 塩・こしょう　少々
- 片栗粉 or 米粉　適量

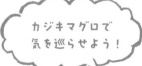

作り方

① カジキマグロに塩・こしょうで下味をつけ、軽く片栗粉 or 米粉をつける。マッシュルームは薄切りにする。

② 熱したフライパンにサラダ油を引いて、カジキマグロを焼き、火が通ったらマッシュルームを加えてさらに炒め、トマト缶と調味料を加えて10〜15分ほど煮込む。

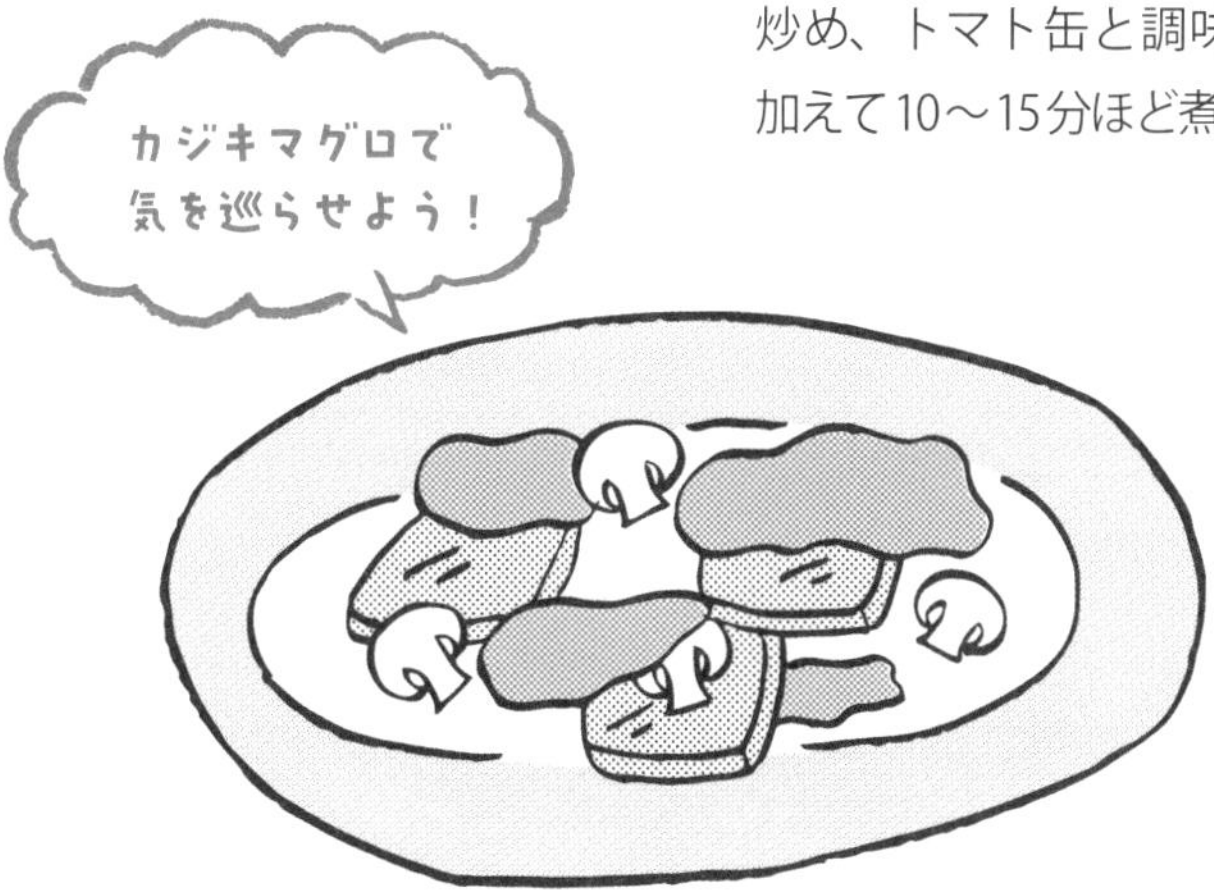

和の薬膳レシピ

02

気滞

玉ねぎのチヂミ

巡りをよくする玉ねぎとキムチを使った簡単チヂミ。

血を作って元気をつける豚肉も入れることで、補いながら巡らせる組み合わせのレシピです。

材料

- 小麦粉　70g
- 豚ひき肉　50g
- 玉ねぎ　1/2個
- 卵　1個
- キムチ　60g
- 水　60ml
- サラダ油　適量
- 塩　小さじ1/4

作り方

① 玉ねぎ、キムチは粗く刻む。

② ボウルに小麦粉、塩、卵を加えて混ぜ、①と豚ひき肉を加えてさらに混ぜる。

③ 熱したフライパンにサラダ油を引き、②を薄く伸ばして両面を色よく焼く。

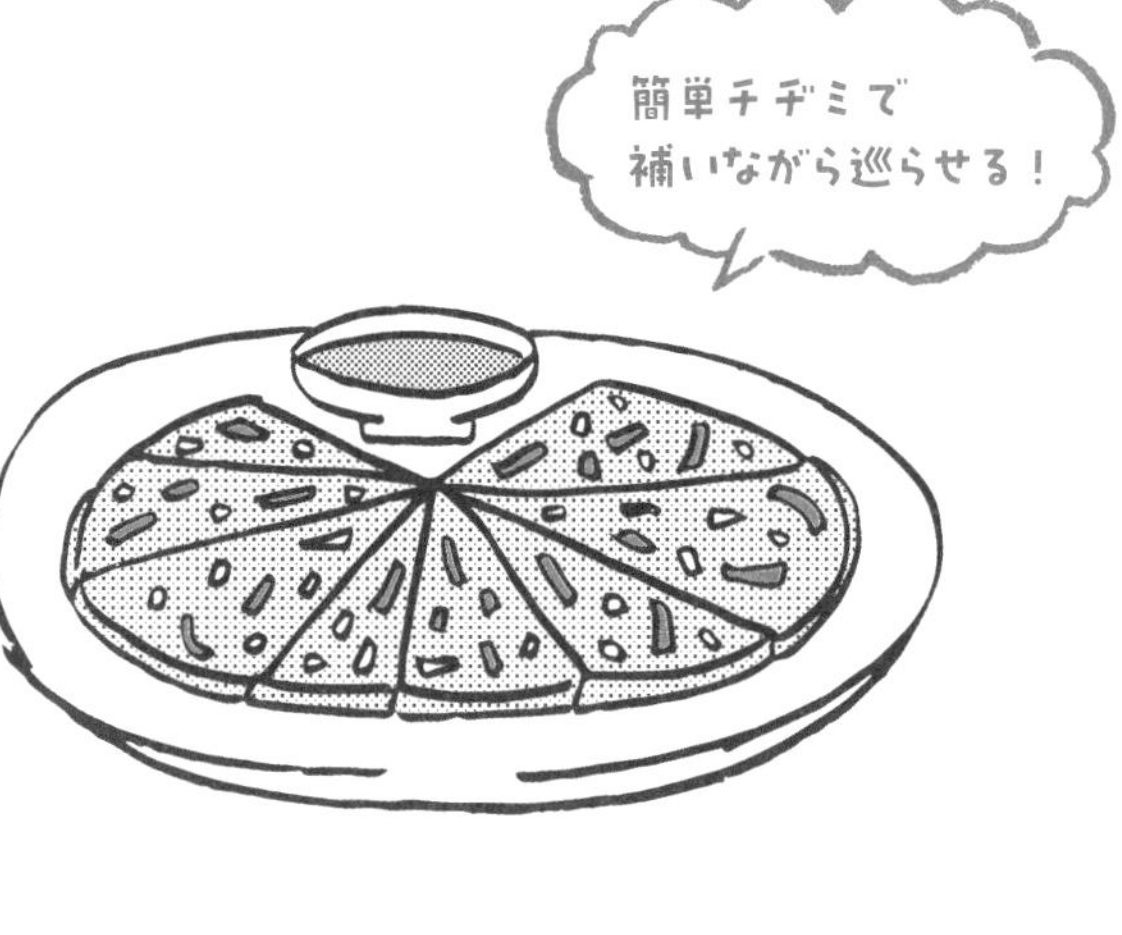

和の薬膳レシピ

03 おろしそば

気滞

気の巡りをよくするそばと、柑橘系のレモンを使ってシンプルに作ります。大根は消化を助けると同時に気を下に降ろす働きがあります。

材料

- そば　2人前
- 大根　1/4本
- レモン　1/2個
- そばつゆ（市販品）　適量

作り方

① 茹でそばは、熱湯でほぐしザルに上げて水にとり、水気を切って器に入れる。大根おろしを作る。レモンは搾る。

② ①の器に上から大根おろしとレモン汁、そばつゆをかける。

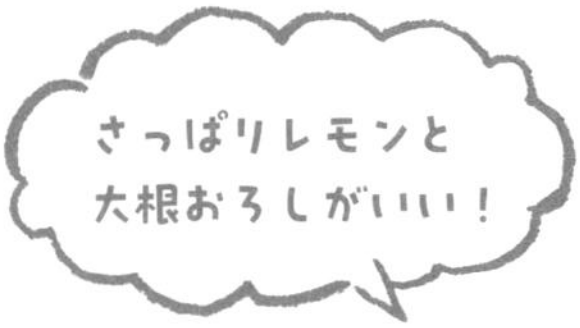

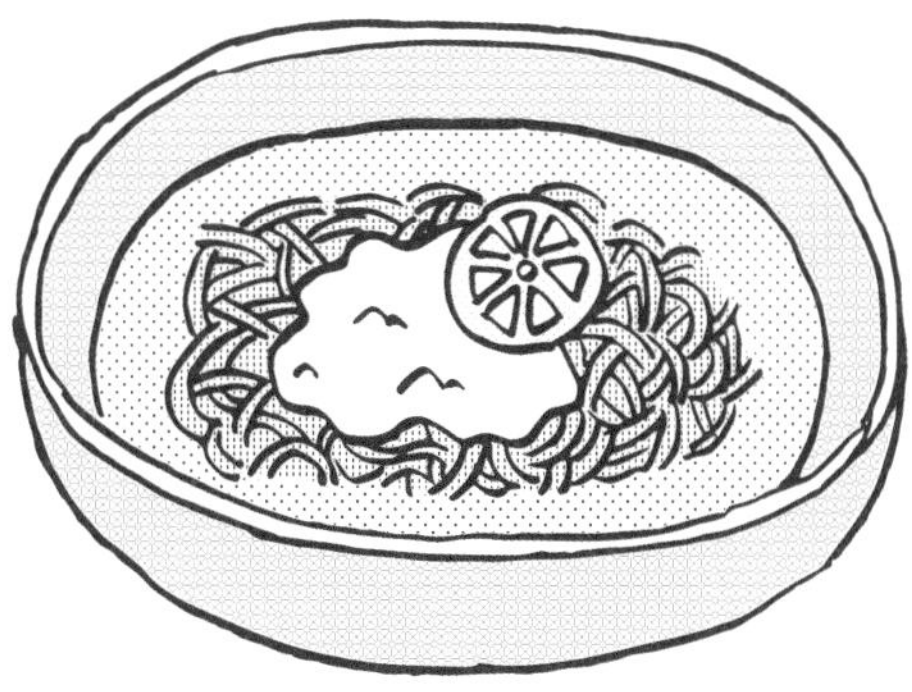

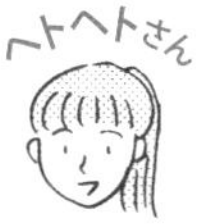

気滞おすすめ献立

和の薬膳レシピ 04 気滞

無限ピーマン

ツナ、ピーマン、ウスターソース

和の薬膳レシピ 05 気滞

豚肉とニラの炒め物

豚肉、ニラ、にんにく、サラダ油、酒、砂糖、醤油、豆板醤

和の薬膳レシピ 06 気滞

焼き鳥の砂肝とオレンジのマリネ

砂肝、生姜、オレンジ、オリーブ油、酢、砂糖、塩

和の薬膳レシピ 07 気滞

グレープフルーツゼリーミントのせ

市販のグレープフルーツゼリー、ミント

和の薬膳レシピ 08 気滞

ちんげん菜と黒きくらげのナムル

ちんげん菜、黒きくらげ、ごま油、塩

和の薬膳レシピ 09 気滞

セロリとイカの中華炒め

イカ、生姜、セロリ、長ねぎ、サラダ油、中華スープ、酒、塩、こしょう

コラム

コラム2　スタミナをつけに焼き肉？

あー、疲れた。こんな日は「焼き肉食べて元気出すぞー」なんて思ってばくばく食べると翌朝疲れが取れない。こんな経験はありませんか？

薬膳では、食べ物から営養を作る脾胃（消化器系）をとても重要視しています。私たちは、食事をしてエネルギーを作り出すと同時に、消化するためにエネルギーを使っています。肉のように消化にたくさんのエネルギーを使う食材は、消化器系が弱い人や疲れている人には、あまりおすすめできません。消化吸収がうまくいかないばかりか、消化器系に負担をかけることにつながるからです。からだが疲れている時は内臓もお疲れモード。こんな時は、おかゆや野菜スープなど消化の良いものがおすすめです。

【おいしい白がゆの作り方】

【材　料】うるち米1／2合　水5C　サラダ油2、3滴

【作り方】❶お米を研いでザルに上げ、30分おく。❷鍋に水を入れ、沸騰したら①を入れる。❸再び沸騰したら火を弱め、サラダ油を数滴たらし、蓋をして弱火で約50分炊く。❹火を止め、10分蒸らす。

※ねばりを出さないために途中で蓋を開けたり、かき混ぜたりしないこと。

※めんどうな時は、冷やごはんに水を入れ、15~20分煮てもOK

コラム

コラム 3

母との思い出

わたしの母は昭和一桁の生まれ。母の時代にはコンビニもスーパーもありません。何から何まで手作りのごはんでした。だしは昆布とカツオで引いていましたし、おやつも全部手作りでした。

ある時、母のおやつがとても懐かしくなり、何十年か振りに姉と一緒に作ってみたことがありました。子どもの頃はあんなにおいしいと思っていたのに、大人になって食べてみたら「どうしてこれがおいしいと思っていたんだろうね」と姉と大笑いしました。考えてみると、味というものは、食材や調味料、調理法だけではないのですね。その時の環境や時代、自分の経験が相まって感じるものなのかもしれません。

そう考えると味覚って不思議なものですね！「料理は愛情」と言った料理の先生がいましたが、わたしも全くその通りだと思います。愛情を込めた料理は滋味深い。そしておいしい。母の手作りごはんのおかげで、わたしは幸せな子ども時代を過ごしました。わたしが料理に関わる仕事を始めたのも、母のおかげだと思います。あ～、もう一度お母さんのごはんが食べたいなぁ～。

精神が安定していない

心《しん》血《けっ》虚《きょ》

悩んで焦って **ドキドキ**さん

高橋ほのか（42歳）

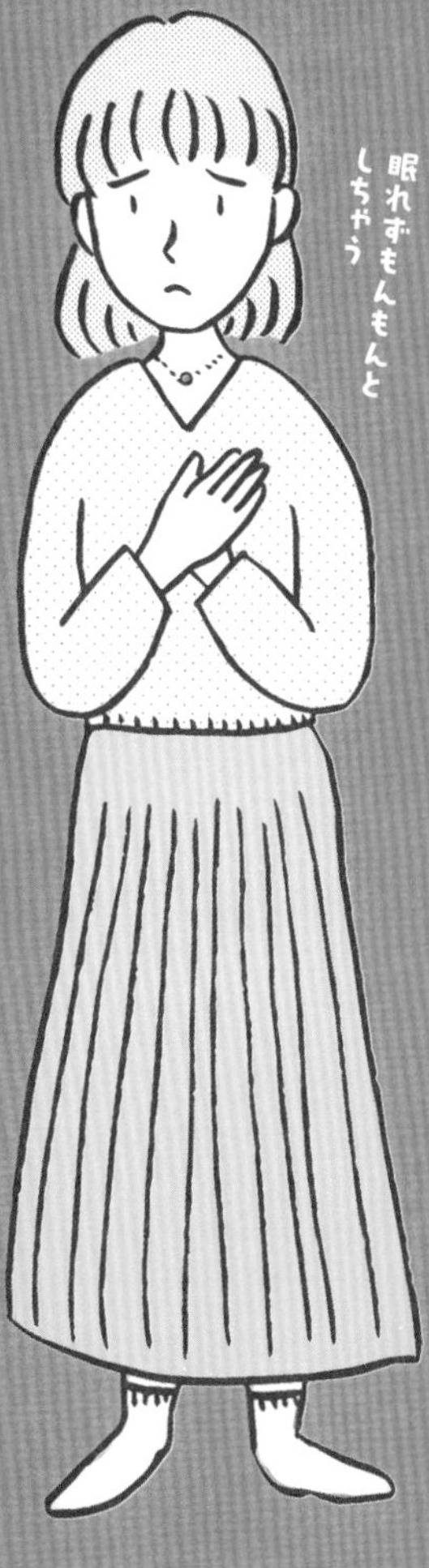

性格

・キャリア志向
・頑張り屋

好きな食べ物

・サラダ
・パスタ
・ヘルシー志向

嫌いな食べ物

・肉全般

趣味

・ジョギング

職業

・会社員（専門商社）

家族構成

・夫（45歳）
・子ども（女7歳・私立女子校）

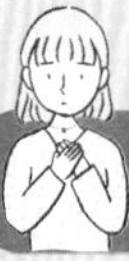

ドキドキさんのお悩み相談室

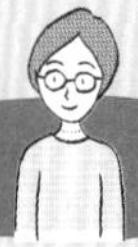

ほのかさんの悩み

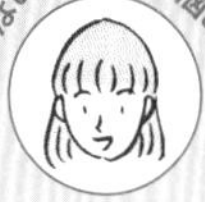

久しぶりにアカデミーの講座を受講したほのかさん。山内先生に相談したいことがあって少し早めに会場へ到着しました。

先生、お元気ですか？

高橋さん、お久しぶりね！

ちょっとご相談があって……

あら、どうしたの？

最近、眠れないんです……

それはつらいわね。
お子さんはいくつになったの？

７歳になりました。だいぶ手はかからないようになってきました。

もう小学生になっていたのね。
お仕事も頑張っているの？

はい、仕事は楽しくて頑張っています。

すごいわね！
いろいろやることが多くて睡眠時間も少ないのに、眠れないとはつらいわね。

そうなんです。
子育ても楽しいし、仕事もやりがいを感じているので頑張りたいし、でもちゃんと両立できているのかなって思うこともあります。

自分にそんなに厳しくしないで大丈夫。十分頑張っているわよ。

ありがとうございます。
心臓がドキドキすることもあるし、一人になると不安になってもんもんとしたり、イライラしちゃうこともあって……

そうなのね、動悸もあるのね。
今の高橋さんに必要なのは、1日20分でもいいから一人時間を作ることよ。
好きなお茶でも飲みながらぼ〜っとしてみて。

真面目で頑張り屋さんのほのかさん。自分を振り返る時間もないまま、こころもからだも余裕がなくなってしまいました。どんな風に改善していけば良いでしょう。

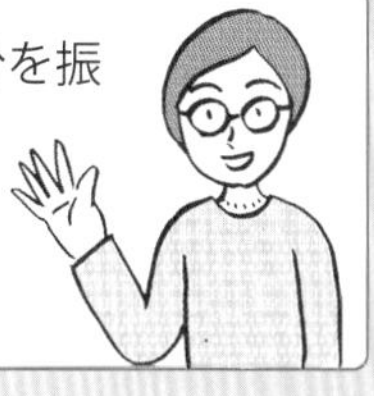

心血虚の症状

こんな症状はありませんか？

- □ 動悸がする
- □ 眠りが浅い
- □ 寝つきが悪い
- □ 睡眠中に目が醒める
- □ 夢をたくさん見る
- □ 物忘れをする
- □ 不安感がある
- □ めまいがする
- □ 立ちくらみする
- □ 精神的に疲れやすい

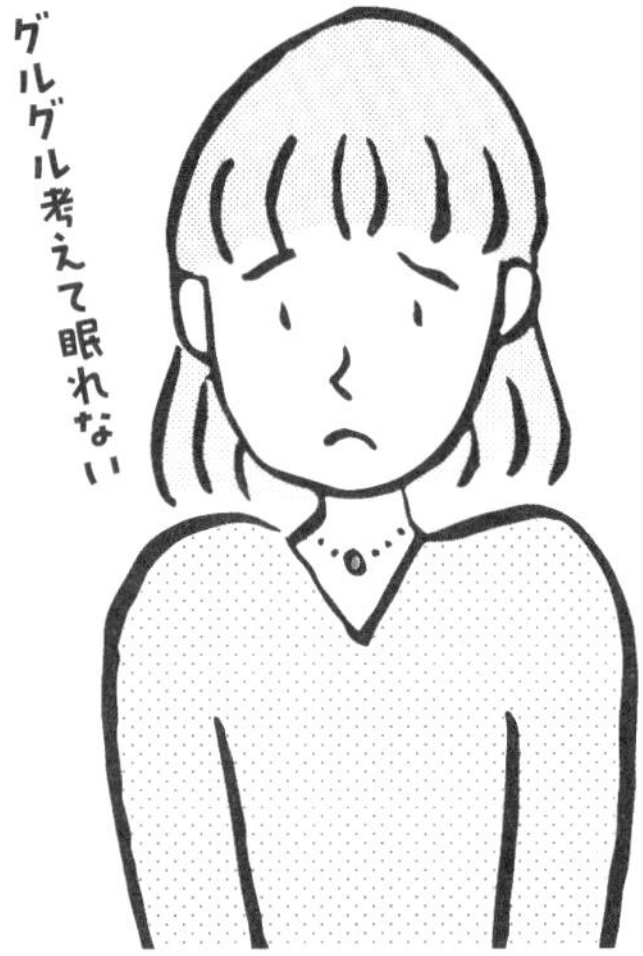

心理パターン

一人でいると不安な気持ちが強くなる、眠れずもんもんとする、イライラする、考えがまとまらない、マイナス思考

行動パターン

いつも忙しい、他人の視線が気になる、他人に弱みを見せられない、休みたいのに休めない

心血虚はこんなタイプ

精神的ストレスが大きな原因となっています。忙しさ・頭の使いすぎ・寝不足などにより、血を消耗してしまうことが原因で起こります。

血不足のからだは肉体的・精神的にも落ち着きづらく、貧血・動悸・不眠・物忘れ・不安感などといった症状が生じます。

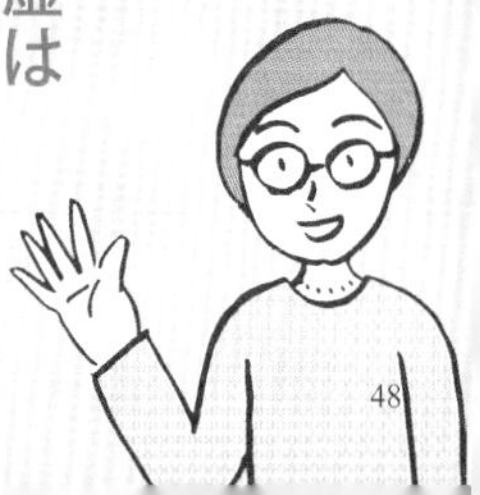

心血虚の対処法

◎ スケジュールに余裕をもたせる

◎ 1日に5分でも10分でも、
何もしないでお茶を飲んで
ほっと一息つく

◎ 自分の処理能力を超える前に
周りに助けを求める

まずは、スケジュールを見直してみましょう。あなたにとって、本当に大切なことはどれですか？　仕事も家庭も、自分のこころとからだの健康があってのこと。何でもかんでも背負わなくて大丈夫です。何か困ったことがあったら「ま、いっか！」と声に出してみましょう。

夜遅くまで仕事したり、頭を使いすぎたりというのは血の消耗まっしぐら。睡眠をしっかりとって回復させましょう。そして、消化の良い食事を意識して、消化器を大切にしましょう。

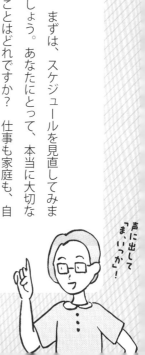

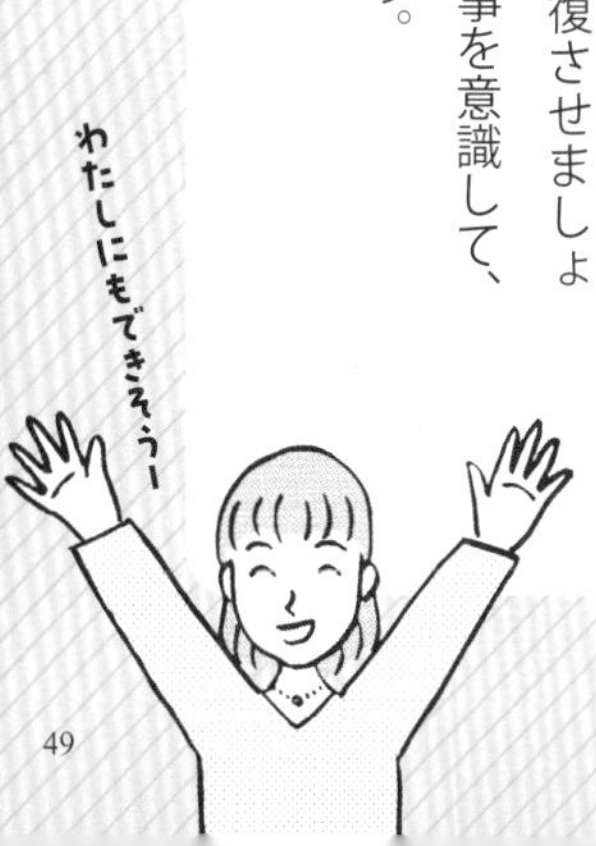

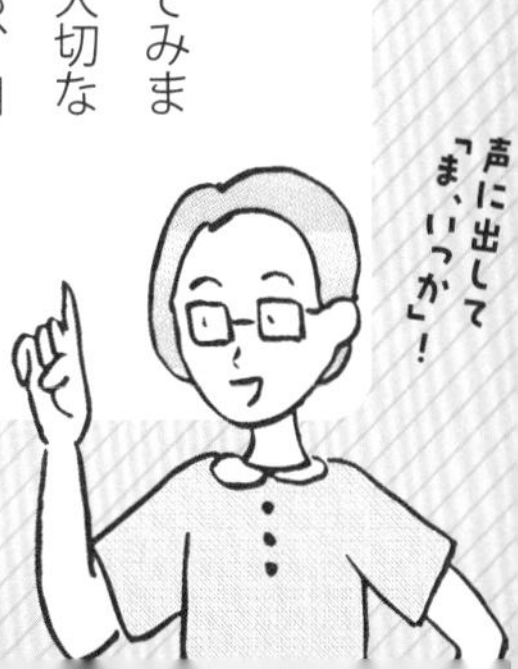

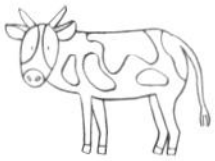

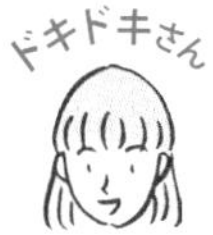

心血虚
おすすめ食材

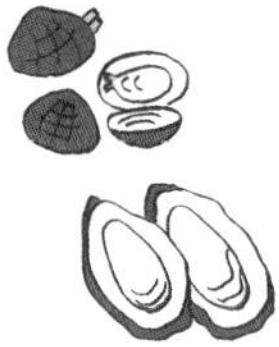

ポイント食材

牛肉（赤身）、アサリ、牡蠣、アーモンド、ナツメ

その他のおすすめ食材

鶏レバー、イカ、イワシ、ウナギ、カツオ、ブリ、ほうれん草、ぶどう、ひよこ豆、卵、クコ、黒ごま

控える食材

辛いもの、刺激のあるもの

食材選びのポイント

中医学では動悸・夢・睡眠に関する症状は、脳と関係していると考えています。脳への営養は一般的にブドウ糖といわれていますが、中医学では血が営養源と捉えています。

血の不足がさまざまな不調を作り出すので、症状の改善には血を作ることが大切です。ポイント食材は、血を作る食材や消化吸収をよくする食材です。特に、牡蠣やナツメがおすすめです。

和の薬膳レシピ 01 心血虚

牡蠣とほうれん草のグラタン

牡蠣は血を補い、精神を落ち着かせる食材。

過労やストレスなどから不眠の症状が出ている時にぴったりの食材です。ほうれん草にも血を補う働きがあります。こころもからだもほっこりするグラタンです。

材料

- 牡蠣　8個
- 玉ねぎ　1/2個
- ほうれん草　100g
- 豆乳　250ml
- ホワイトソース缶（市販品）　1缶
- オリーブ油　適量
- 塩　小さじ1/2
- こしょう　少々

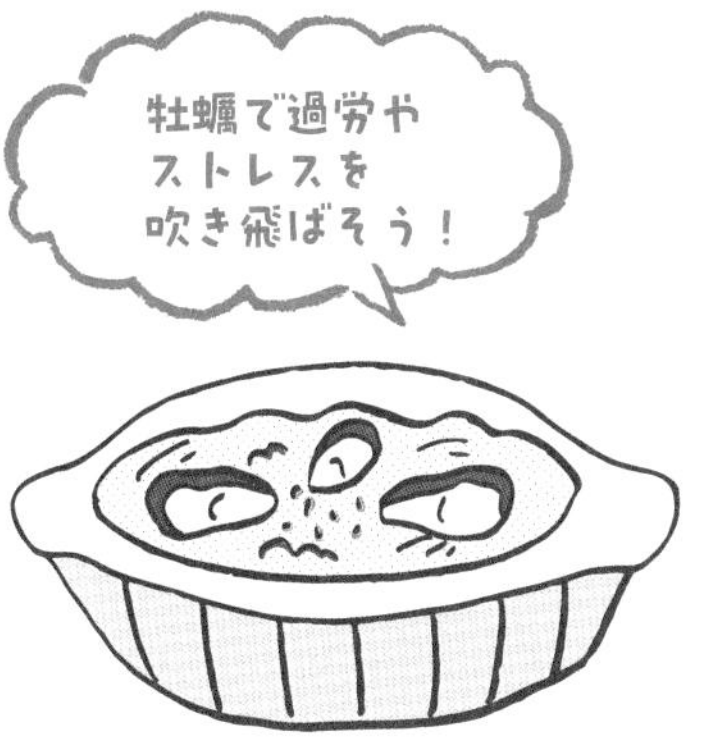

作り方

① ほうれん草は茹でて、水気を絞り３㎝長さに切る。玉ねぎは薄切りにする。

② 下処理した牡蠣に小麦粉（分量外）をまぶし、熱したフライパンにオリーブオイルを引いて牡蠣を焼き、皿に取り出す。

③ ②のフライパンに玉ねぎを加えて、しんなりするまで炒め、ほうれん草、②を加え、塩・こしょうで味をととのえる。

④ ホワイトソースと豆乳を加え、混ぜ合わせる。

⑤ ③をグラタン皿に入れて上から④をのせ、オーブントースターで約７～８分焼く。

和の薬膳レシピ

02 イカとキャベツのパスタ

心血虚

イカとアサリは血を補う食材です。

また全粒粉には精神を落ち着かせる効果もあります。消化器の調子を良くするキャベツと蒸し煮にすることで、消化しながら営養を吸収することができるレシピです。

材料

・全粒粉(パスタ)	160g
・イカ	1杯
・アサリ(殻つき)	200g
・キャベツ	1/4個
・にんにく	1片
・白ワイン 大2(日本酒でも可)	
・オリーブオイル	適量
・塩・こしょう	少々

作り方

① 下処理したイカを1㎝幅に切る。アサリは塩抜きしてよく洗う。

② キャベツは洗って軸をそぎ、一口大に切る。

③ フライパンにオリーブオイルとにんにくを入れて熱し、②のキャベツを入れ、イカ、塩・こしょうと白ワインを加えて4～5分フタをして蒸し、ゆでたパスタをからめて味をととのえる。

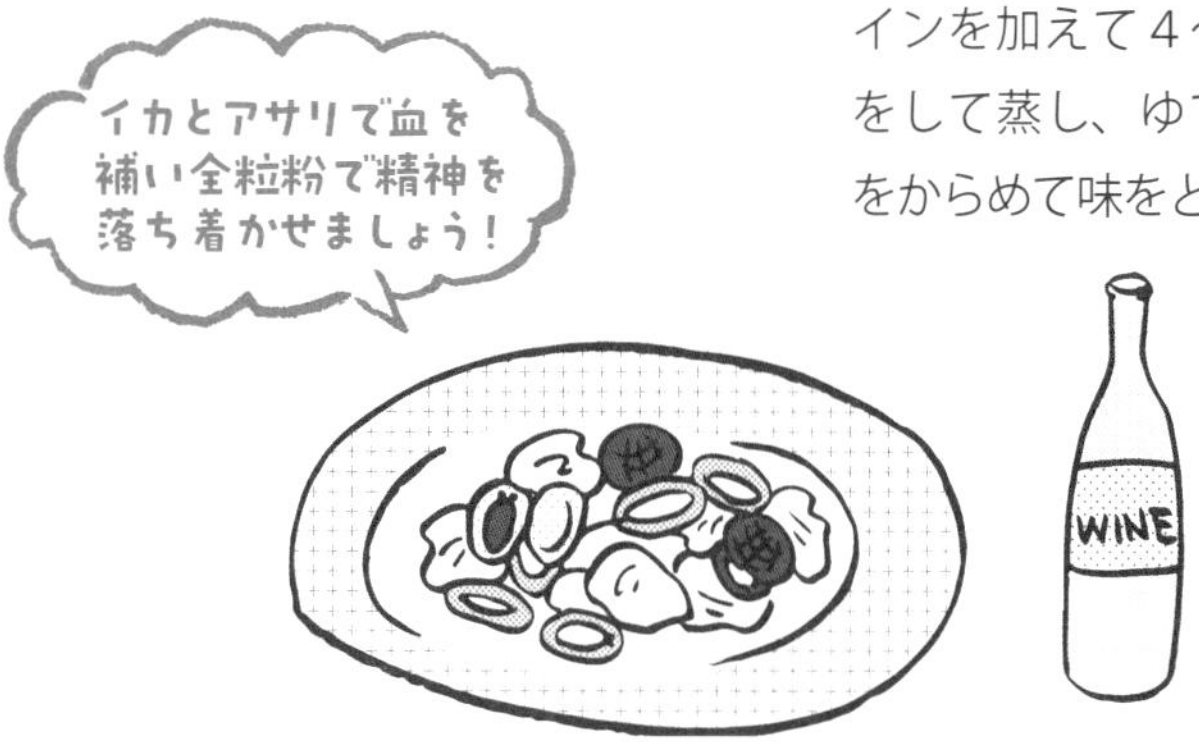
イカとアサリで血を
補い全粒粉で精神を
落ち着かせましょう!
WINE

和の薬膳レシピ 03 心血虚

牛肉と玉ねぎのバルサミコ酢炒め アーモンドトッピング

赤身の牛肉は血を補う食材です。牛肉にはからだを元気にする効果もあるので、血が足りない時におすすめの食材です。消化器への負担を軽くするため、薄切り肉を使います。アーモンドには胃腸機能を上げて、血を補う効果があります。

材料

・牛肉赤身	200g
・玉ねぎ	1/2個
・アーモンド	8粒
・サラダ油	適量
・バルサミコ酢	大さじ1
・酒	大さじ1
・醤油	大さじ1
・塩・こしょう	少々

作り方

① 牛薄切り肉は、一口大に切り、塩・こしょうしておく。

② 玉ねぎは7～8㎜幅のくし切りにする。

③ 熱したフライパンにサラダ油を引き、玉ねぎを炒めて火が通ったら牛肉を加えてさらに炒め、調味料を加えて味をととのえる。

④ 皿に盛り、刻んだアーモンドを散らす。

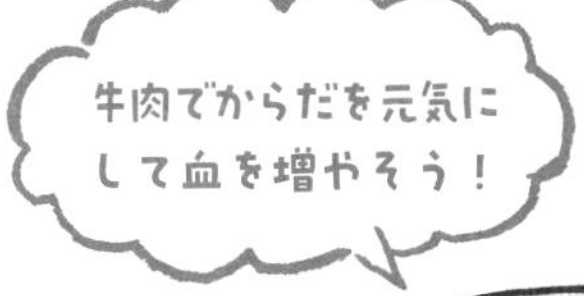

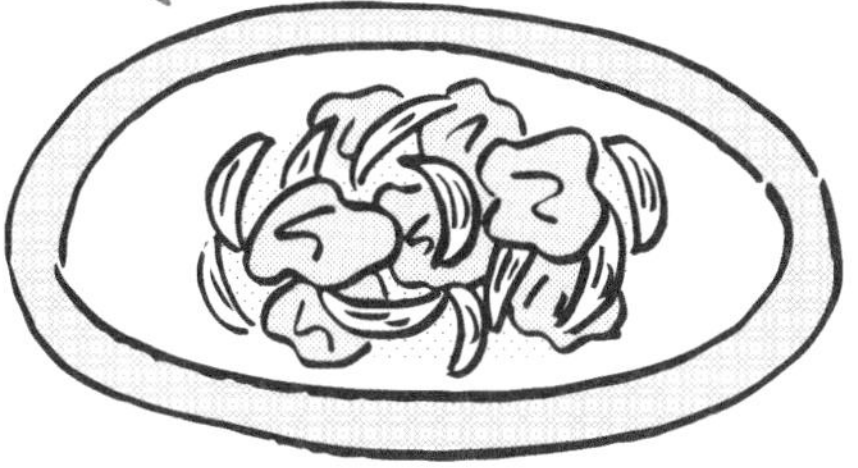

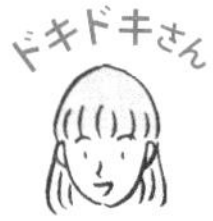

心血虚おすすめ献立

和の薬膳レシピ
04
心血虚

ひよこ豆とひじきのサラダ

ツナ缶、玉ねぎ、すりごま、ひよこ豆、ひじき、マヨネーズ、砂糖、醤油、こしょう

和の薬膳レシピ
05
心血虚

焼き鳥鶏レバーとナツメの赤ワイン煮

焼き鳥鶏レバー、ナツメ、赤ワイン

和の薬膳レシピ
06
心血虚

カツオのソテー

カツオ、生姜、長ねぎ、サラダ油、塩、こしょう

和の薬膳レシピ
07
心血虚

イワシバーグ

イワシ、生姜、玉ねぎ、サラダ油、塩、片栗粉

和の薬膳レシピ
08
心血虚

薬膳茶

ナツメ、クコ、紅茶

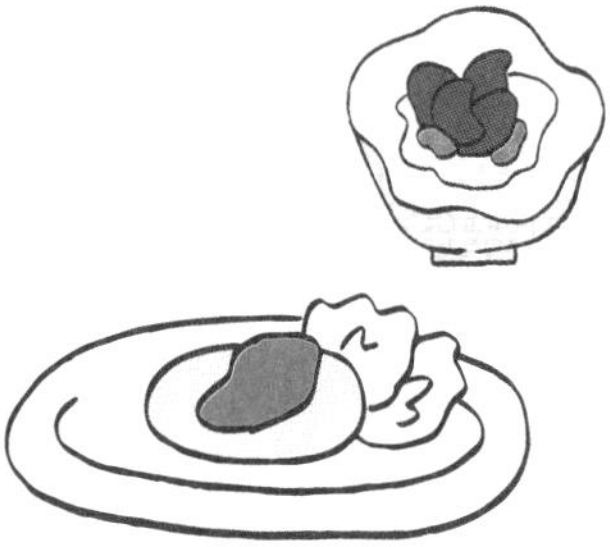

感情が高ぶりやすい

心《しん》火《か》亢《こう》盛《せい》

まじめが過ぎる **カリカリ**さん

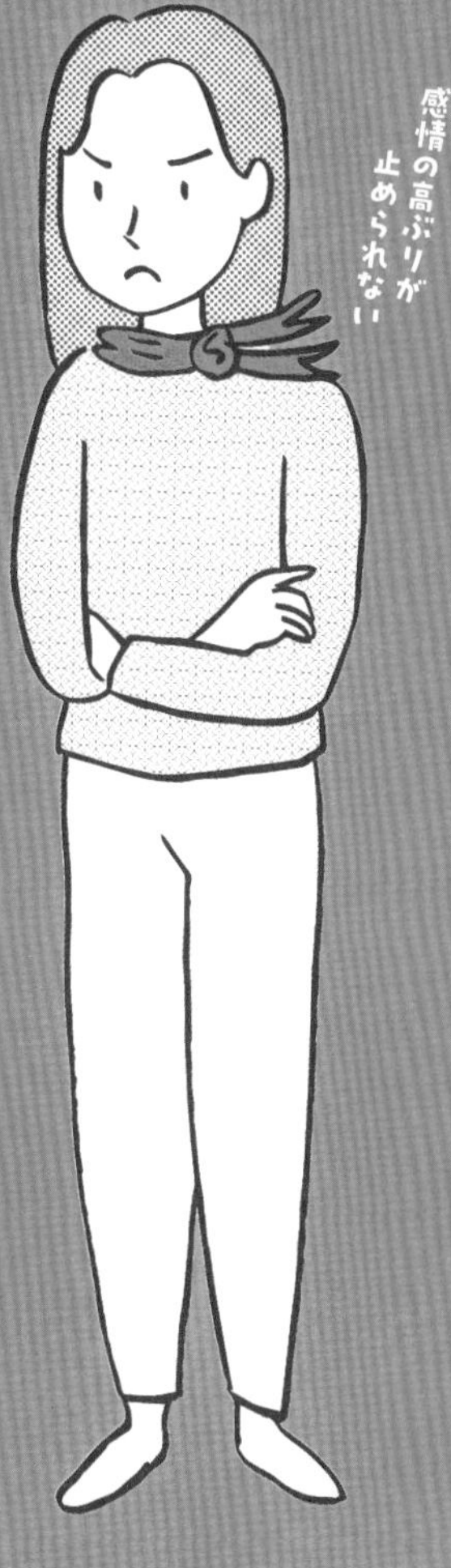

青木京香（48歳）

性　格

・アクティブ
・人当たりが良い

好きな食べ物

・エスニック料理

嫌いな食べ物

・きゅうり

趣　味

・買い物
・友人とのランチ

職　業

・専業主婦

家族構成

・夫（53歳）

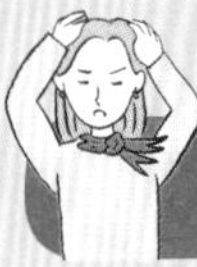

カリカリさんのお悩み相談室

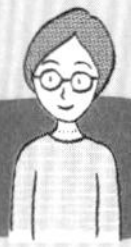

京香さんの悩み

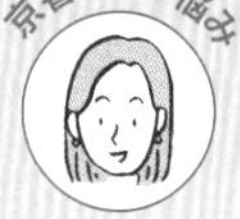

楽しいことが大好きな京香さん。イベントに参加した際に山内先生が計画しているイベントの誘いを受けました。

青木さん、今度、薬膳美食会を計画しているのよ。
都合がついたらいらっしゃらない？

山内先生、楽しそう！
ぜひ参加させてください！
最近お出掛けしていなくて〜

良かったわ〜！楽しみにしているわね。
ところで、前はよくお友達とランチに行っていたじゃない？ 近頃はどうなの？

行きたいんですけどね、
なんか最近余裕がなくて、
家のことに追われています。

たまには気晴らしも必要よ。

そうですよね！
イライラしちゃうからお買い物ばかりしちゃいます。

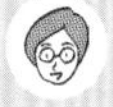

（イライラ、爆買い？
ストレスたまってるわね〜）

（京香の独断が続く……）

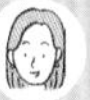

両親も高齢になってきたので、家を空けるのも控えるようにしてて。
お出掛けが続くと姑がちくちくいじわる言うし……。

（略）

更年期なのかもしれないけど、胸のあたりがほてってざわざわしていて落ち着かないし、眠れないし、隣で主人がぐ〜ぐ〜寝ているのを見ると、なんか癪《しゃく》にさわっちゃって。
最近口内炎とかもできちゃって、もうほんと年とるって嫌ですよね。

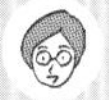

（と、止まらない……舌の先が赤いだろうな〜）

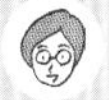

青木さん、生活やからだにいろいろと変化が出てきているご様子ね。
楽しいことをして、気分転換が必要ね。あと少しアドバイスしていいかしら？

山内先生としゃべっていたら我慢していたイライラが噴出！ 思わず興奮して愚痴が止まらなくなってしまった京香さんに、山内先生はどんなアドバイスをしたのでしょうか。

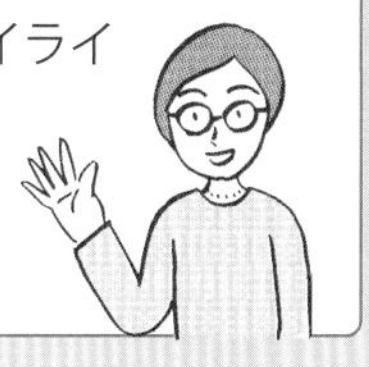

心火亢盛の症状

こんな症状はありませんか？

- □ 胸のあたりがほてってイライラする
- □ 眠れずに何度も寝返りをうつ
- □ 悪夢をみる
- □ 焦燥感がある
- □ 顔が赤い
- □ 喉が渇く
- □ 冷たいものが飲みたい
- □ 舌に口内炎ができる
- □ 舌先が赤い
- □ 尿が黄色い

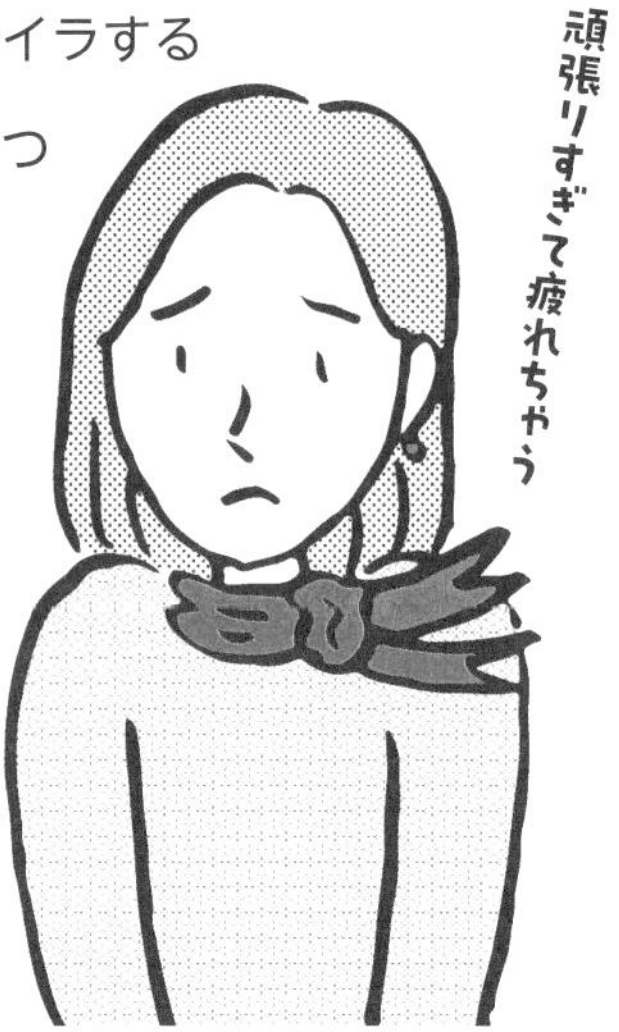

心理パターン

イライラしている、カッとなる、ストレスが多い、焦りがある、興奮しやすい、せっかち

行動パターン

忙しく動き回っている、落ち着きがない、エレベーターのボタンを連打する、話し始めたら止まらない

心火亢盛はこんなタイプ

精神的なストレスや我慢・怒りといった感情が蓄積されると、それらはからだの中で「火」に変わります。

精神的に落ち着かなくなり、ちょっとしたことでカッとなったり、興奮してしゃべり出すと止まらなくなったりすることもあります。

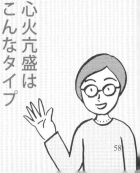

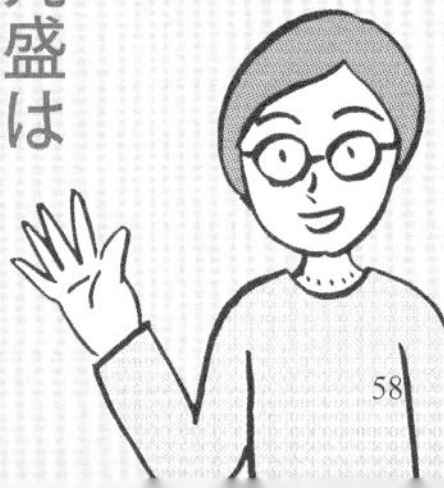

心火亢盛の対処法

◎ ショッピングを楽しむ

◎ キャンドルなどを使った入浴

◎ 自然を感じられるところで深呼吸をする

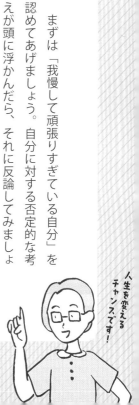

まずは「我慢して頑張りすぎている自分」を認めてあげましょう。自分に対する否定的な考えが頭に浮かんだら、それに反論してみましょう。悩みを紙に書き出して客観的に見つめてみると、自分にとって大して意味のないことで悩んでいるかもしれません。上手に気分転換しながら過ごしましょう。

症状がつらい時は、漢方の力を借りることも大切です。

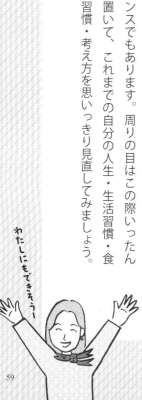

つらく大変な時というのは、人生を変えるチャンスでもあります。周りの目はこの際いったん置いて、これまでの自分の人生・生活習慣・食習慣・考え方を思いっきり見直してみましょう。

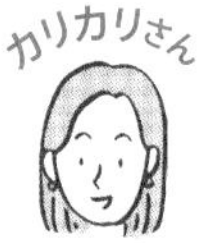

心火亢盛
おすすめ食材

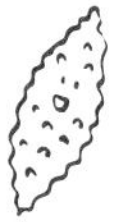

ポイント食材

全粒粉、ゴーヤ、れんこん、小豆、緑豆春雨

その他のおすすめ食材

豚肉、アサリ、しじみ、クレソン、セロリ、ちんげん菜、緑豆もやし、柿、豆腐、わかめ、昆布、緑茶、コーヒー、ターメリック

控える食材

脂っこいもの、味の濃いもの、甘いもの、辛いもの、刺激のあるもの

食材選びのポイント

中医学では、精神的にカリカリしている時はからだの中に熱が生じていると考えています。ですから、その熱を取れば気持ちが落ち着くということです。食材選びのポイントは「苦味」です。苦味はからだの熱を取る働きがあります。ポイント食材を上手に活用すると良いでしょう。特に、全粒粉やゴーヤがおすすめです。

和の薬膳レシピ

01

心火亢盛

れんこんと春菊のごま和え

れんこんにはからだの熱を冷まして潤し、春菊は精神を落ち着かせる働きがあります。感情が爆発しそうになった時や、上手にコントロールできない時などにおすすめです。

材料

・春菊	50g
・れんこん	150g
・すりごま	大さじ1
・醤油	大さじ1/2
・砂糖	小さじ1/3
・塩	少々

作り方

① れんこんは皮をむき、縦半分に切って端から薄切りにし、熱湯でゆで、ザルにあげる。

② 春菊は葉と軸を分け、それぞれゆで、ザルにあげる。

③ 水気を切った春菊を3㎝くらいの食べやすい長さに切る。

④ ボウルに調味料を入れ、水気を切ったれんこんと春菊を加え、混ぜ合わせる。

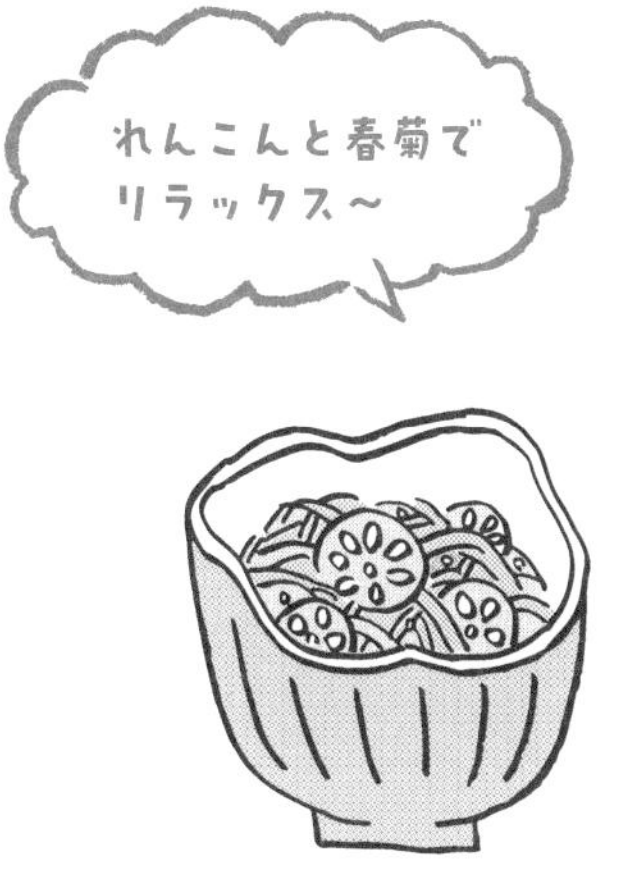

和の薬膳レシピ 02 心火亢盛

ゴーヤの塩昆布和え

ゴーヤは夏野菜として有名です。

からだの熱を冷ます効果があり、特に“心”の熱を冷ますのに優れた食材です。同じくからだを冷やす昆布と合わせることで相乗効果が期待できます。

材料

- ゴーヤ　$^1/_2$本
- 塩昆布　5g

作り方

① ゴーヤは縦半分に切ってわたをスプーンで除き、薄切りにする。

② 熱湯でゴーヤを30秒ほどゆで、ザルにあげる。（レンジでも可）

③ ボウルにゴーヤと塩昆布を入れて混ぜ合わせる。

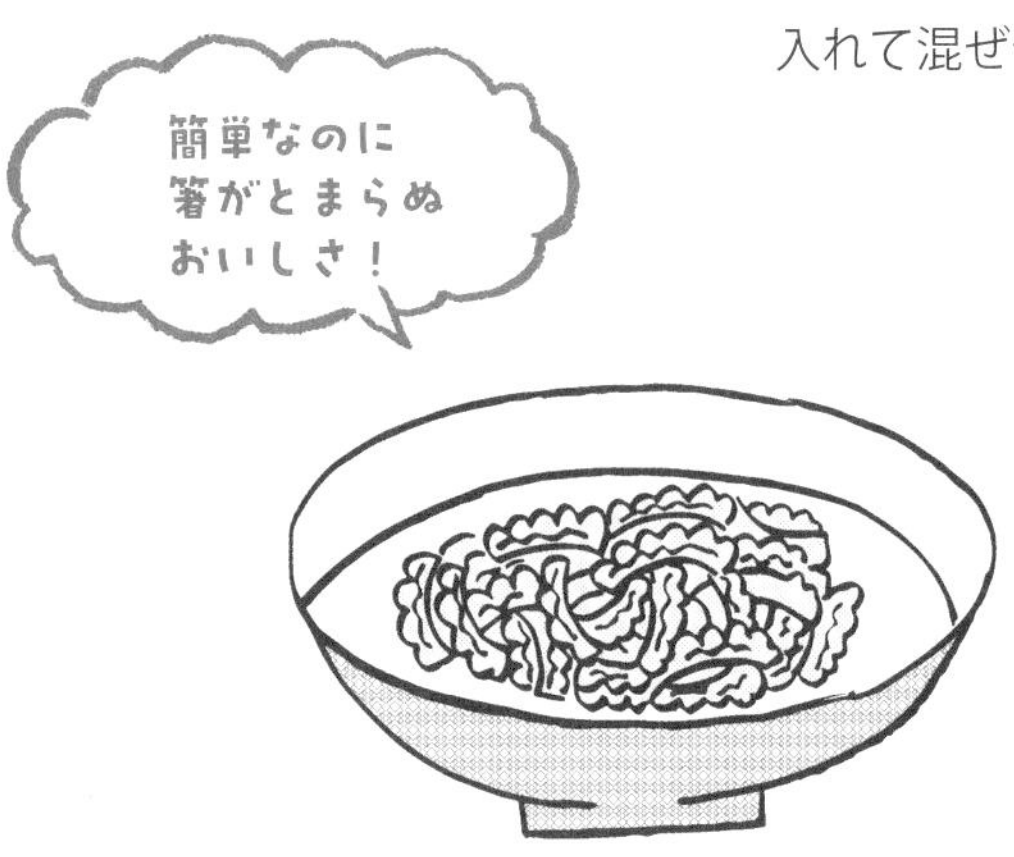

和の薬膳レシピ

03

心火亢盛

セロリとズッキーニのスープパスタ

全粒粉は、からだの余分な熱を冷ますことでざわざわした気持ちを落ち着かせます。ズッキーニ、セロリ、トマトにも熱を冷ます効果があります。

材料

- 全粒粉（ペンネ）　160g
- じゃが芋　1/2個
- ズッキーニ　1/2本
- セロリ　10㎝
- にんじん　1/2本
- ハム　50g
- トマト缶　300m
- 白ワイン　大さじ2
- 水　200ml
- オリーブオイル　適量
- コンソメ　小さじ1・1/2
- 塩・こしょう　少々

作り方

① ハムを1㎝幅、セロリ、にんじんは5㎜角、ズッキーニ、じゃが芋は1㎝角に切る。

② 熱した鍋にオリーブオイルを引いて、①を炒める。火が通ったら白ワインを加えてひと煮立ちさせ、トマト缶を加えて煮る。

③ 野菜が柔らかくなったら②に水を加え20分ほど煮込み、調味料で味をととのえる。

④ 器にゆでたペンネを盛り、③をかける。

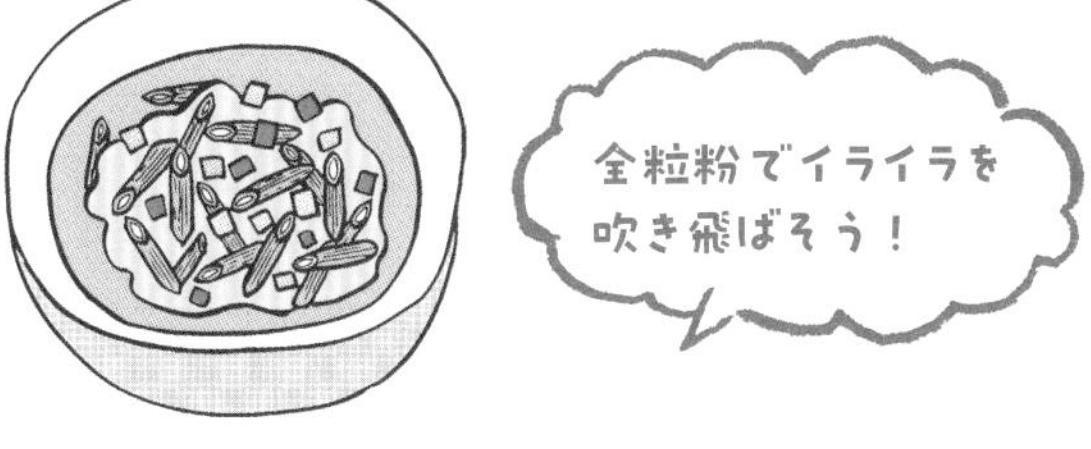

カリカリさん

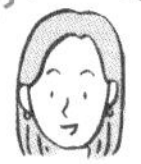

心火亢盛おすすめ献立

和の薬膳レシピ
04
心火亢盛

しじみの中華スープ

しじみ、わかめ、中華スープ、塩

和の薬膳レシピ
05
心火亢盛

アサリのカレーピラフ

うるち米、アサリ、パセリ、塩、ターメリック、コンソメ

和の薬膳レシピ
06
心火亢盛

豚肉とクレソンのしゃぶしゃぶ

豚肉、クレソン、ポン酢

和の薬膳レシピ
07
心火亢盛

緑豆春雨サラダ

きゅうり、もやし、緑豆春雨、ハム、ごま油、砂糖、醤油、酢

和の薬膳レシピ
08
心火亢盛

緑豆もやしのナムル

緑豆もやし、白ごま、ごま油、塩

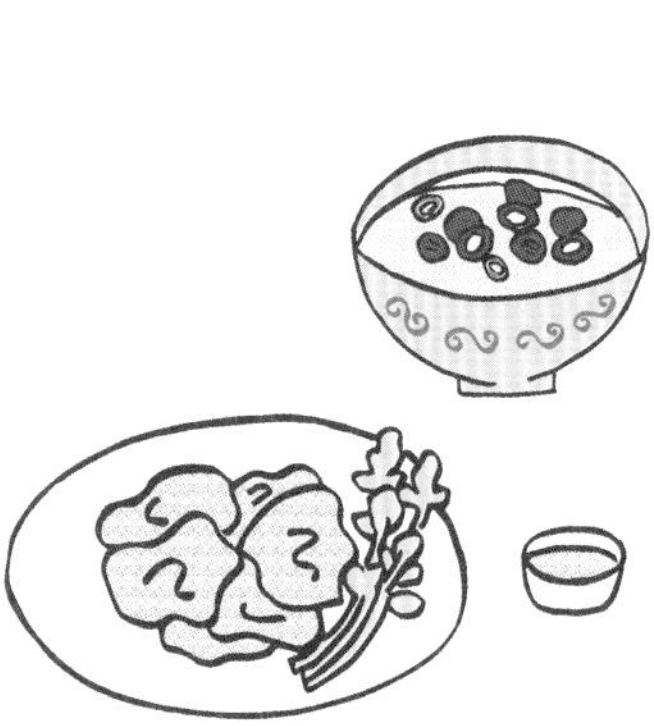

コラム

コラム 4

北京研修①

本場中国で中医学を実践的に学ぶべく、アカデミーを開校してから5年間、北京中医医院の消化器内科へ研修に行っていました。実際に中医師がどのような診断を行っているのかとても興味があったからです。

中国全土から毎日何千人もの人々が診察に訪れる北京中医医院。先生は患者の目を見ながら一人ひとりの訴えを聴いて、問診や脈診、舌診をしていました。

例えば、疲労がひどい、食欲不振、不眠という症状で来院した若い男性。背は180㎝以上、痩せ気味で猫背、声にも力がありません。近くにいたわたしにも聞こえないほどのか細い声でした。

先生は、ひと通り診察をしてからひと言「仕事以外の没頭できるものをしなさい。例えば、太極拳。頭よりからだを動かすこと。食事はナツメが入ったおかゆがいいよ」というアドバイス。一応漢方も処方していましたが、精神養生や食養生のアドバイスをすることにカルチャーショックを受けました。あー、やっぱり中医学は生活に根ざした医療なんだな！と再確認。日本と中国の医療制度の違いにも驚きましたし、ざっくばらんな医師と患者の関係にも驚きました（威張っている先生はいませんでした）。毎回実りの多い研修でした。

コラム

コラム 5

北京研修②

北京に研修に行った時に、食事に関して驚いたことがたくさんありました。

まず、どこへ行っても氷が入ったお水が出てくることはありません。雨が降って少し肌寒いある真夏の日のこと。レストランに入った際、なんとレモンが入ったぬるま湯が出てきました。日本では考えられないことですよね。そこで骨付き肉（しかも、鶏・豚・牛の三種類）がたっぷり煮込まれて、さらに何種類ものきのこが入ったスープを飲みました。次の日の肌の調子といったら！　ツヤツヤ、そしてツルツル。まるで天然の高級クリームを塗ったかのようでした。

どのお店に入ってもおいしくて元気が出るメニューばかり。日本の外食は野菜が少ないと感じますが、野菜料理の豊富さにも驚きました。

その他にも、街中にある百貨店では、ふつうに漢方薬が売られていて、買い物客が自分で選んで買っているのも新鮮でした。薬膳や中医学がそれだけ身近で、毎日の生活に根づいているのだなぁと感動しました。さすが中医学発祥の地。まさに薬食同源ですね。

消化器系の働きが低下している

脾《ひ》胃《い》気《き》虚《きょ》

悩みがつきない クヨクヨさん

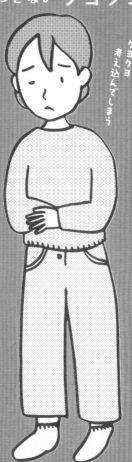

田中啓子（52歳）

性　格

・内向的
・平和主義者

好きな食べ物

・甘いもの全般

嫌いな食べ物

・脂っこいもの

趣　味

・公民館でヨガ

職　業

・専業主婦

家族構成

・夫（59歳）
・子ども（女27歳、男25歳、男20歳）

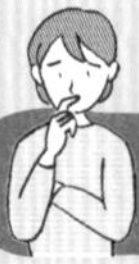

クヨクヨさんのお悩み相談室

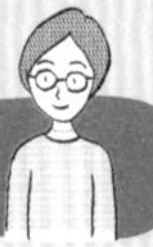

啓子さんの悩み

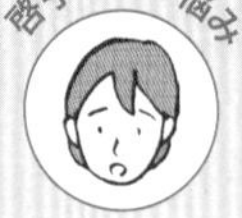

通っているヨガ教室を山内先生に教えてあげた啓子さん。山内先生とランチをしながら、最近感じる自分の変化を話し始めました。

田中さん、教えていただいたヨガ教室、
良かったです！ ありがとうございました。

先生、早速行かれたんですね！
楽しかったご様子で良かったです。

ここ最近ヨガをお休みしているみたいだけど、どうしたの？

季節の変わり目もあってなのか、とにかくだるくて……。
からだを動かす気になれないんです。

あら、それは心配ね。
どんな風にだるさを感じているの？

家事の合間にも座り込んじゃったり、お昼を食べたら起きていられなくてお昼寝をしてしまったり。子どもも大きいし、家にいるのだから家事を手伝ってくれたらいいのに、小さな頃から教えてこなかったから……。今になって後悔しています。

子どもが一人暮らししたり、結婚した時のために、家事を教えるのは今からでも遅くないわよ！疲れている時に家族の協力は必要よ。

本当にそうですよね。
専業主婦だと、これが「私の仕事だ」って思いすぎて無理してたのかも。

それはそうと、お食事はちゃんと取れている？

食欲もあまりなくて、適当なものになっています。

見るからに「甘いものが好きです」って顔色なのよね。舌見せて！　あー、やっぱり甘いもの食べている舌をしてるわね。でも、ちょっと気をつければすぐに良くなるわよ。

何だか生活に張り合いがないというか。子どもも手を離れますし、これからどうしようとか、そんなことも考えると気持ちが……。

こころとからだってつながっているのよ!
田中さん、まずはお食事でからだを元気にしてみない？

自分の人生を楽しく健康に過ごすために、山内先生は啓子さんにどんなアドバイスをしたのでしょうか。

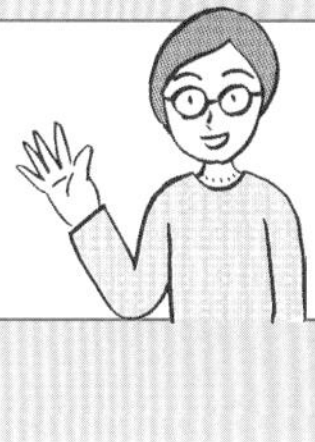

脾胃気虚の症状

こんな症状はありませんか？

- □ 食べるとすぐお腹が張る
- □ 胃が痛かったり、ムカムカすることがある
- □ 便がゆるい
- □ 疲れやすい
- □ 食後眠くなりやすい
- □ クヨクヨ思い悩む
- □ 食欲旺盛または食欲不振
- □ 口の中に口内炎ができやすい
- □ 太りやすい、または食べても太れない
- □ 筋肉がたるみやすい

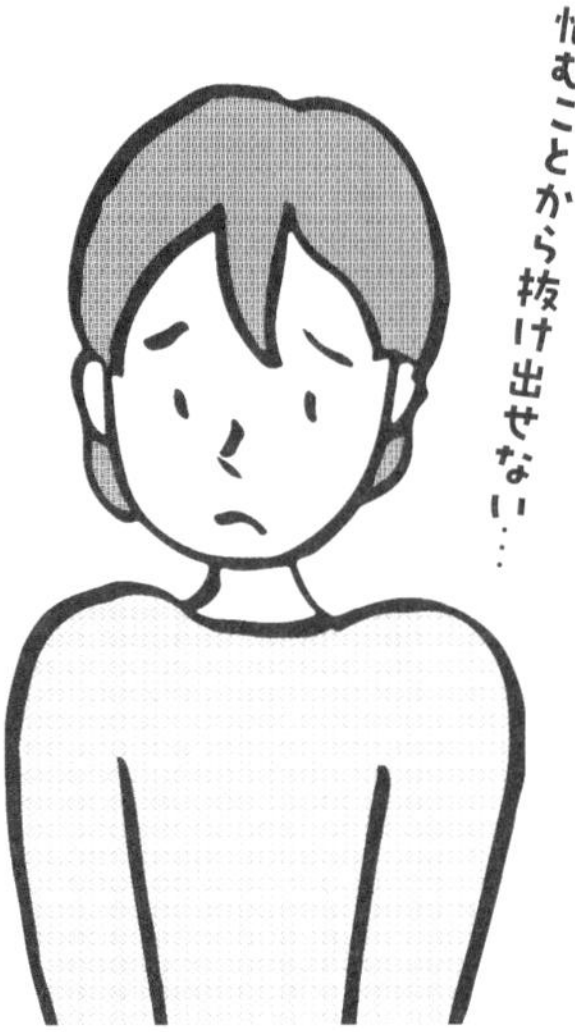

心理パターン

悩みごとや愚痴が多い、クヨクヨしがち、心配性、優柔不断

行動パターン

疲れて座ることが多い、休みの日は昼寝をしがち、すぐ横になりたがる、家族には強気

脾胃気虚はこんなタイプ

家系的に消化器系が弱い体質の方が多いです。他には、不規則な食生活、偏飲《へんいん》・偏食《へんしょく》、食べすぎなどによって症状が生じます。また、過労・心労、年齢を重ねることも原因になります。消化器系の機能が低下すると、からだは営養不足となったり、体内の水の巡りも不安定になったりします。

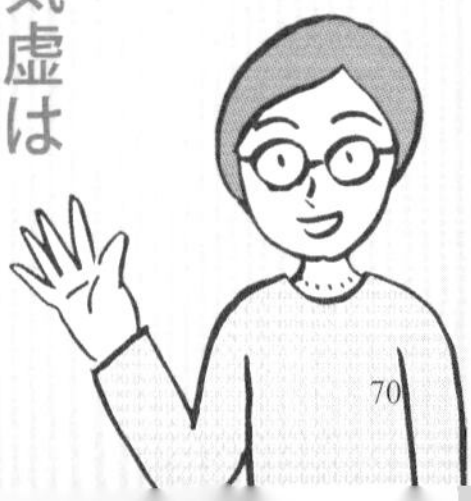

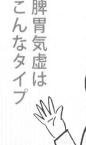

脾胃気虚の対処法

◎ 考えたらどうにかなることと、考えてもどうにもならないことを区分けする

◎「ストレスがのしかかってきた」と感じたら、立ち上がってからだを動かすと気持ちもポジティブになり、気分転換にもなる

◎ 冷たい飲み物や食べ物は控える

◎ スープやおかゆがおすすめ

このタイプの人は、思い悩むことが多いです。いま心に重たく鎮座している悩みの多くは、1年後にはきっと悩んだことすら忘れているはずなのです。悩みから早期に抜け出しましょう。

消化器系が弱い方は、これ以上悪くならないようにすることが大切です。

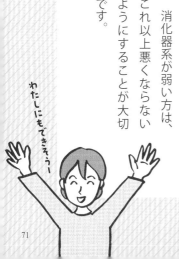

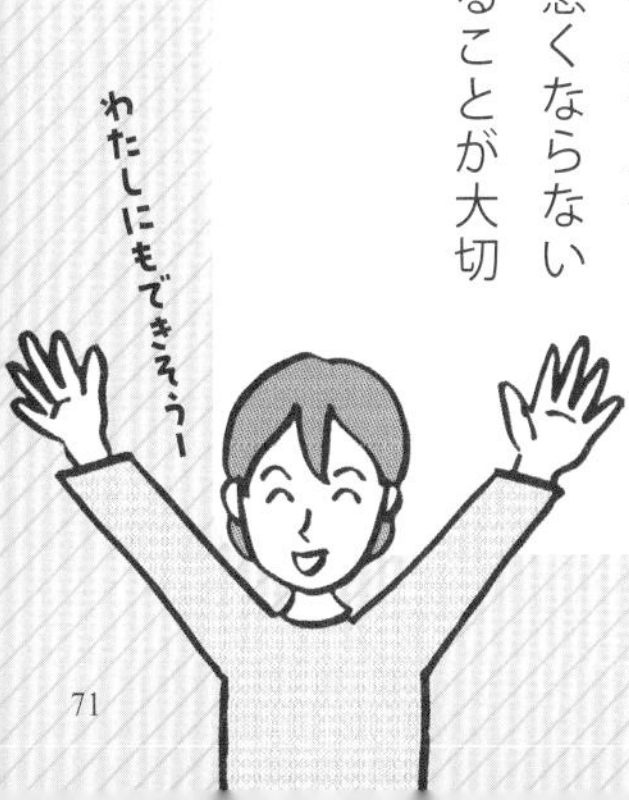
わたしにもできそう〜

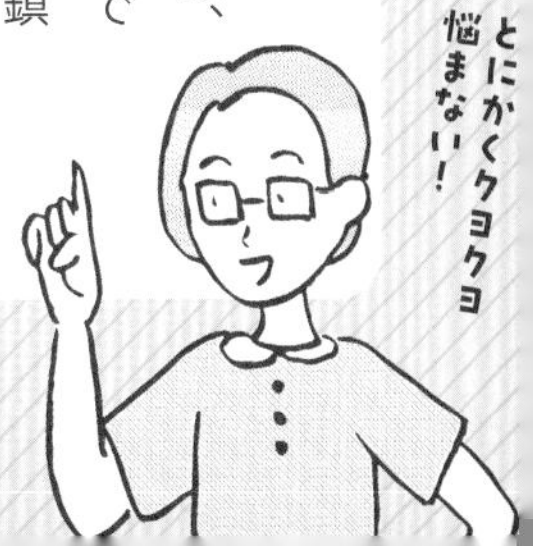
とにかくクヨクヨ
悩まない！

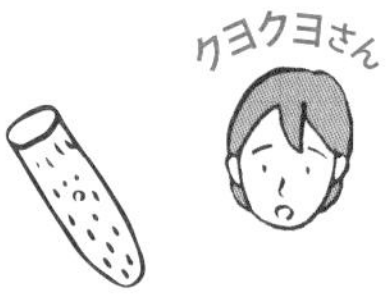

脾胃気虚
おすすめ食材

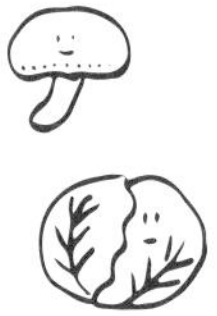

ポイント食材

うるち米、鶏肉、キャベツ、椎茸、山芋

その他のおすすめ食材

鶏肉、豚肉、牛肉、砂肝、豚レバー、イワシ、サケ、ブリ、芋類、カリフラワー、きのこ類、ちんげん菜、にんじん、ブロッコリー、イチジク、桃、大豆、豆腐、卵、甘酒

控える食材

肉の脂身、揚げもの、洋菓子、生もの、冷たいもの

食材選びのポイント

消化器の弱いこのタイプの人の食事は、軟らかくて消化に負担のかからないものを取るようにすることと、調理法は「煮込み」がおすすめです。ですが、煮込み料理はなかなか時間的に難しいと思いますので、食材選びで補いましょう。ポイント食材やメニューの食材の多くは、消化吸収を助けるものになっています。特におすすめは、米、山芋、キャベツなどです。山芋は生食でなく、火を通して食べるようにしましょう。

和の薬膳レシピ 01 脾胃気虚

キャベツと鶏ひき肉の豆乳味噌スープ

消化器に優しいキャベツ、鶏ひき肉、豆乳を使った味噌スープ。からだを温める長ねぎをプラスして、温めながら消化器をいたわります。

材料

・鶏ひき肉	40g
・キャベツ	100g
・長ねぎ	5㎝
・だし	200ml
・豆乳	200ml
・味噌	大さじ1～

作り方

① キャベツは5㎜幅に切る。長ねぎは斜め細切りにする。

② 鍋にだしを入れて温め、①と鶏ひき肉を加え火が通ったら、味噌と豆乳を加える。

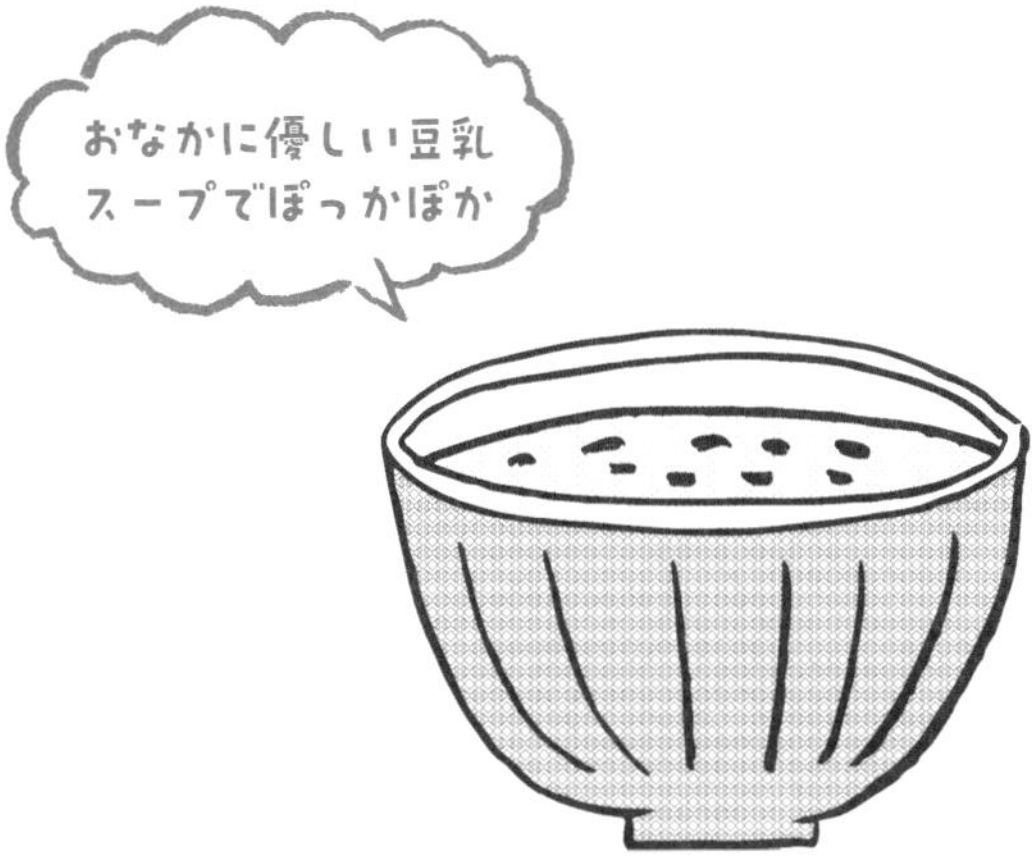

和の薬膳レシピ 02 脾胃気虚

鶏胸肉と山芋の炒め物

山芋は生では潤いを生み出し、加熱すると消化吸収を高める食材に変わります。からだに元気をつけて温める鶏胸肉と巡らす生姜を組み合わせた一皿です。

材料

・鶏胸肉	100g
・生姜	10g
・細ねぎ	２本
・山芋	100g
・サラダ油	適量
・酒	適量
・砂糖	適量
・塩	適量

作り方

① 鶏胸肉は削ぎ切りにして、酒・塩で下味をつける。山芋はいちょう切り、生姜はスライスする。

② 熱したフライパンにサラダ油を引き、鶏胸肉を炒めて火が通ったら、山芋と生姜を加え、調味料で味をととのえる。

③ ②を皿に盛ったら、輪切りにした万能ねぎを散らす。

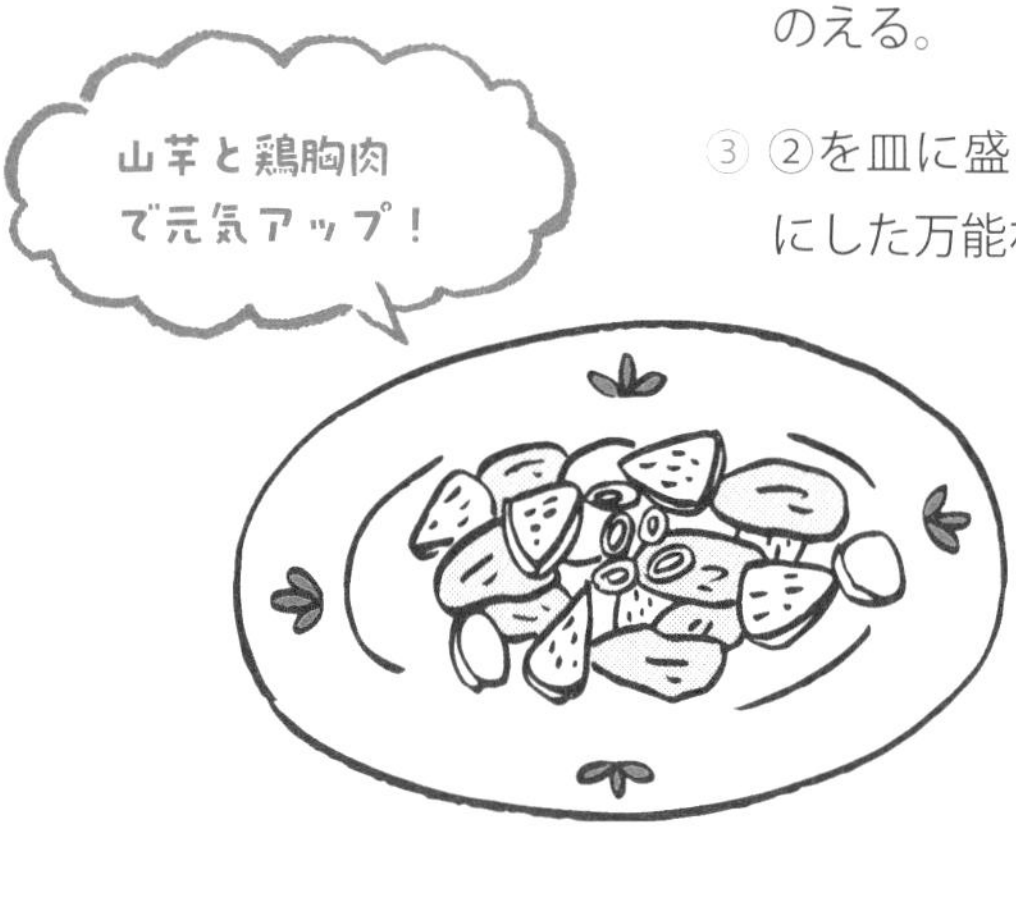

和の薬膳レシピ

03

脾胃気虚

きのこの炊き込みごはん

消化器をいたわって免疫力を上げるきのこと、元気を作るくるみを使った炊き込みごはん。たくさん作ってラップに小分けにして非常食にするのもおすすめです。

材料

- 米　1カップ
- きのこ（えのき、椎茸、舞茸）　各適量
- 生姜　10g
- 油揚げ　$^{1}/_{2}$枚
- くるみ　20g
- だし　200ml
- 酒　小さじ2
- 醤油　大さじ1

作り方

① 米は洗ってザルに上げる。油揚げは湯通ししてみじん切り、きのこは食べやすい大きさに切る。くるみはザク切りにする。

② 炊飯器に①と調味料を加えて炊く。

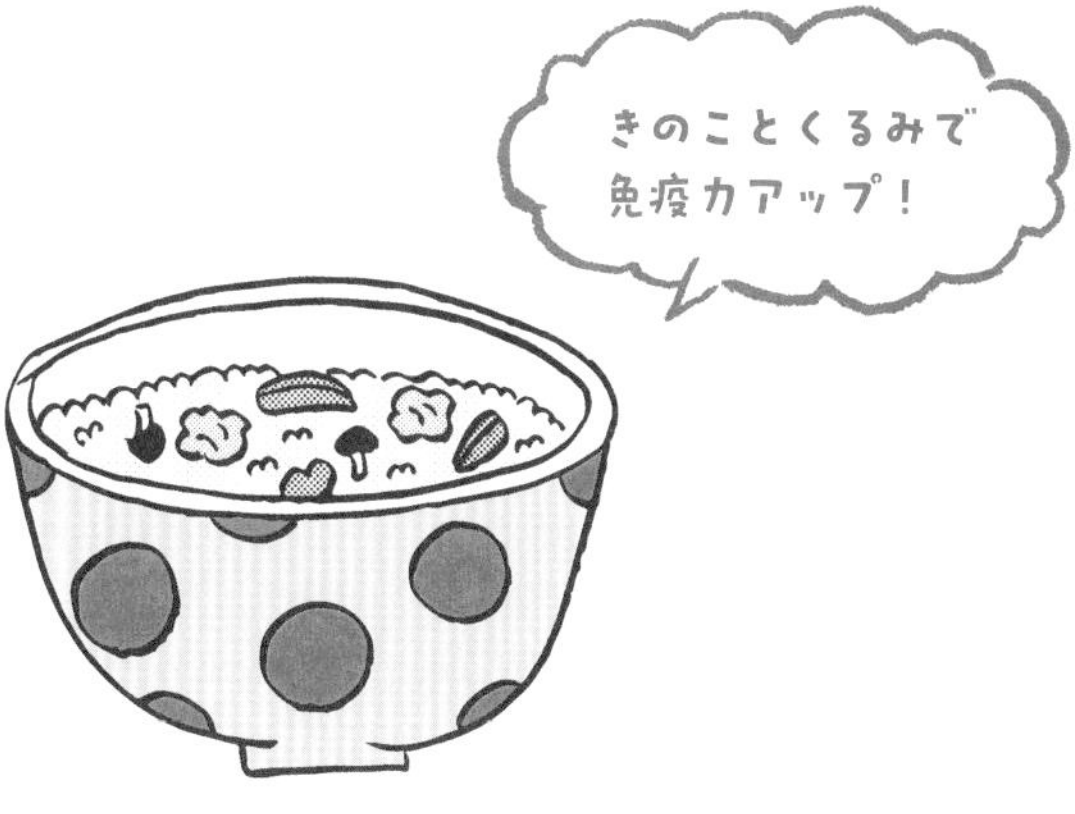

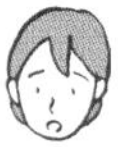

脾胃気虚おすすめ献立

和の薬膳レシピ 04 脾胃気虚

八宝菜

鶏肉、ちんげん菜、椎茸、にんじん、ブロッコリー、中華スープ、酒、サラダ油、塩・こしょう

和の薬膳レシピ 05 脾胃気虚

ツナ缶と里芋のポテサラ風

ツナ缶、里芋、玉ねぎ、マヨネーズ、塩、こしょう

和の薬膳レシピ 06 脾胃気虚

牛ひき肉と卵の二色丼

うるち米、牛ひき肉、生姜、細ねぎ、卵、サラダ油、砂糖、醤油

和の薬膳レシピ 07 脾胃気虚

サケのホイル焼き

サケ、椎茸、玉ねぎ、山芋、酒、味噌

和の薬膳レシピ 08 脾胃気虚

カリフラワーのポタージュ

カリフラワー、じゃが芋、玉ねぎ、細ねぎ、マッシュルーム、豆乳、コンソメ、塩、こしょう

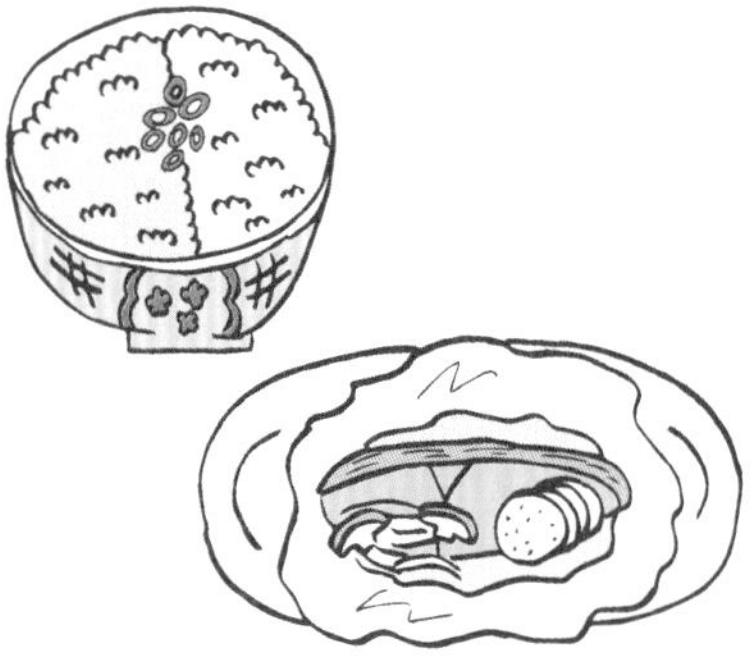

肺の働きが低下している

肺《はい》気《き》虚《きょ》

不安でいっぱい メソメソさん

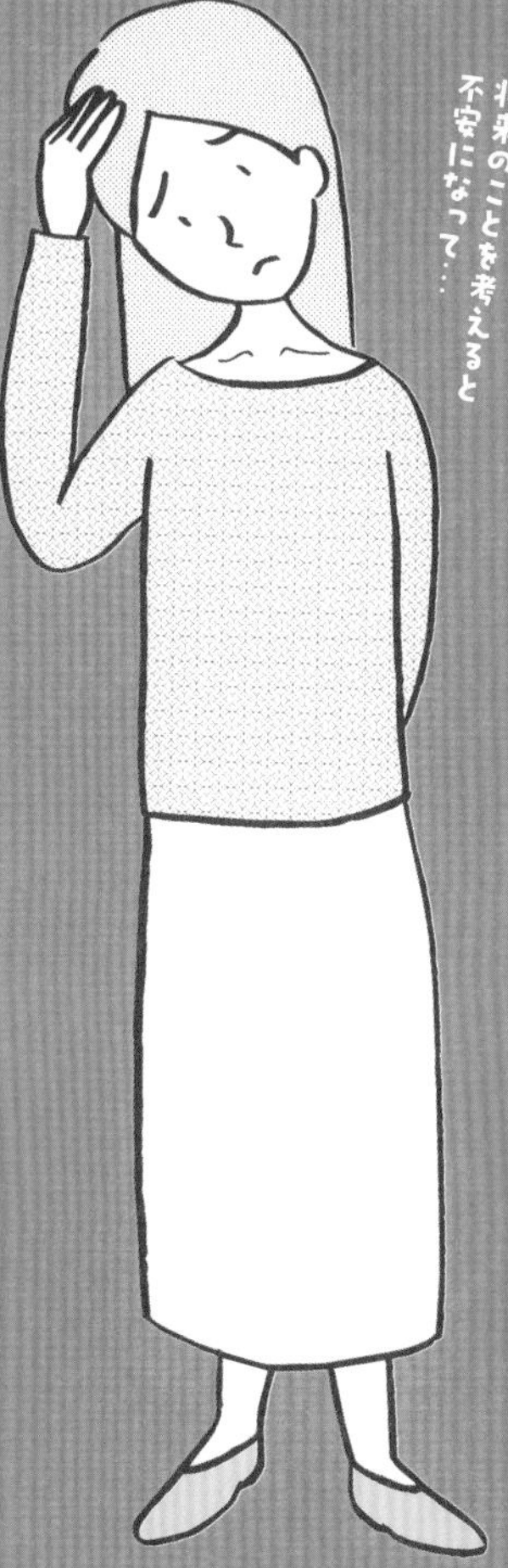

田辺みゆき（46歳）

性格

・感情豊か
・はっきりしているが表に出さない
・時々爆発する

好きな食べ物

・チーズケーキ
・キムチ
・柚子胡椒

嫌いな食べ物

・酸っぱいもの

趣味

・美術鑑賞
・一人旅（温泉）
・飲酒

職業

・高級ホテル勤務 エステティシャン

家族構成

・両親と同居
・独身（6年前に離婚、子無し）
・弟（別居）

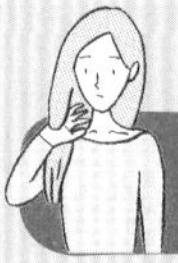

メソメソさんのお悩み相談室

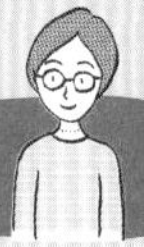

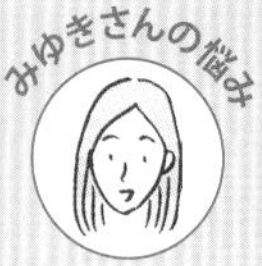

山内先生から美術館のチケットをもらったみゆきさん。仕事や家族、これからのキャリアのことを考えると不安な気持ちを山内先生に相談しました。

先生、先日は美術館のチケットをいただきありがとうございました。
すてきな展示でした。

良かったわ〜。無料チケットをいただいたのよ。田辺さんは美術鑑賞がお好きだからまた差し上げるわね。

ありがとうございます。
最近いろいろあったので、気分転換になりました。

お仕事が忙しいの？

はい……体力を使う仕事なので年々からだがきついと感じます。

気も遣うお仕事だものね。大丈夫？

そうですね、疲れやすくてちょっと苦しい時があります。
風邪もひきやすいかなって感じます。

（やっぱり……）

それはしんどいわね。咳は出る？

そういえば、風邪をひいていなくても空咳をしていることが多いです。

体がつらいと気持ちも晴れないわよね。

そうなんです。両親も高齢になってきたし、いざとなったら弟はあてにならないし……。何だか将来のことを考えると不安になってしまって……。
悲しい気持ちになることも多くて。すみません。なんだか暗いですよね、わたし。

そんな時はわたしにだってあるわよ。
田辺さんにぴったりのケアを思いついたのよ！ 今度アカデミーにいらっしゃい！

（会って話を聞いて、元気になってもらいたいわ）

えっ、先生でも落ち込む時があるんですか？
ありがとうございます。近く伺います！

山内先生が考える、みゆきさんにとって「ぴったりなケア」とは？ 気持ちと免疫力が上がる対処法は、身近なところに答えがありました。

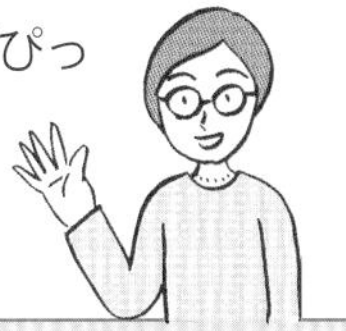

肺気虚の症状

こんな症状はありませんか？

- □ 力のない咳
- □ 呼吸が浅い
- □ 声に力がない
- □ 元気がない
- □ 痰《たん》は薄くて透明
- □ 顔色が白い
- □ 汗がよく出る
- □ 風にあたるのを嫌う
- □ 風邪をひきやすい
- □ 倦怠感がある

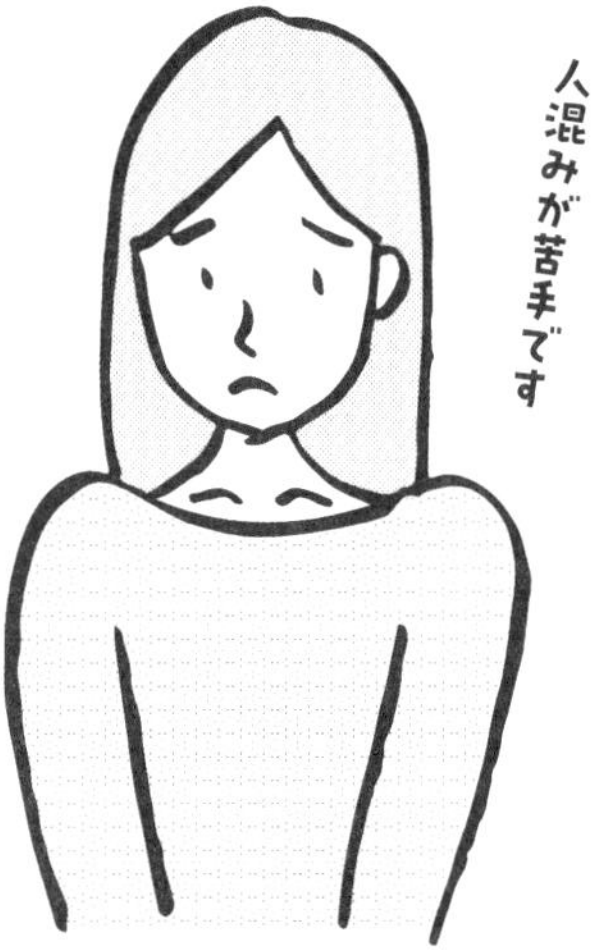

心理パターン

内向的、怒るよりも悲しむ、自己肯定感が低い、人見知り

行動パターン

控えめ、初めての場所や人は緊張する、大勢の人は苦手、愚痴をよく言う

肺気虚はこんなタイプ

色白の人は、肺が弱いタイプの方が多いです。肺は気を作る場所。その気が不足すると、咳や痰、呼吸の状態に影響します。また、風邪をひきやすくなったり、毛穴の開閉がうまくできないために汗が出たら止まらなくなったりします。

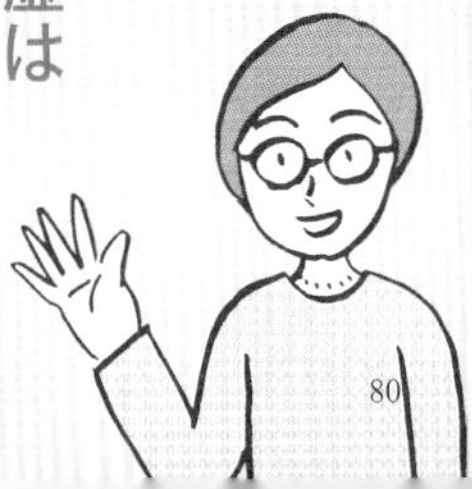

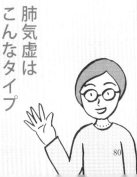

肺気虚の対処法

◎ 共感できる優しい気持ちの人に話を聞いてもらう

◎ 気持ちが落ち着く、明るい雰囲気の場所に出向いてみる

◎ 部屋のプチ模様替えをしてみる

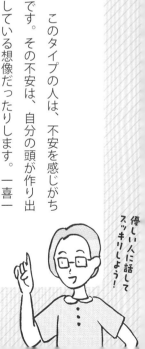

このタイプの人は、不安を感じがちです。その不安は、自分の頭が作り出している想像だったりします。一喜一憂しないようにこころがけましょう。悲しいニュースや映画などでもこころが疲れてしまうので、自分が「心地良いと感じる物・事・人」にフォーカスを当てて生活してください。服の上から自分のからだをさするだけでも、乾布摩擦と同じ効果が期待できます。皮膚が強くなると、免疫力が上がります。深呼吸もおすすめです。

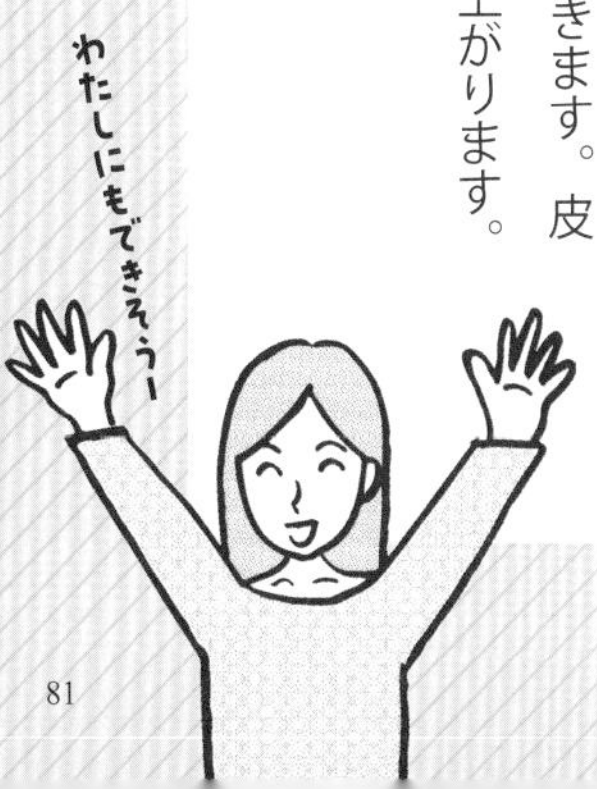

わたしにもできそう！

優しい人に話して
スッキリしよう！

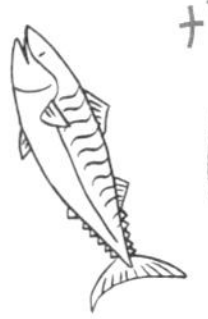

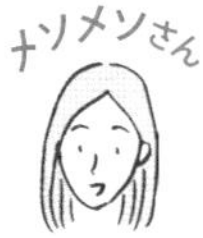

肺気虚
おすすめ食材

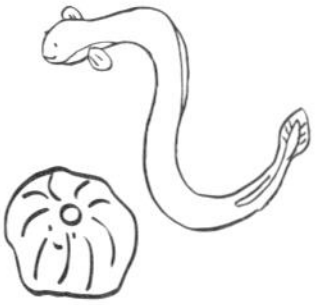

ポイント食材

ウナギ、サバ、かぼちゃ、山芋、ハチミツ

その他のおすすめ食材

うるち米、豚肉、エリンギ、マッシュルーム、小松菜、玉ねぎ、梨、桃、卵、落花生、ヨーグルト、豆乳、クコ

控える食材

熱い物、冷たい物、スパイス

食材選びのポイント

肺が弱いこのタイプの人は、乾燥に弱く、空咳が出たり、痰が出たり、風邪をひきやすくなったりします。肺を元気にすることで免疫力がアップします。このタイプは、基本的に白い食材がおすすめです。ポイント食材は、肺の機能を高めるもの、からだを潤すものになっています。特にサバはからだを強くしてくれます。山芋は生で食べることでからだが潤う食材です。

和の薬膳レシピ 01 肺気虚

かぼちゃサラダ

元気を補うかぼちゃと、からだを温めて巡りをよくする玉ねぎ、肺に良い落花生は皮つきで使います。落花生のザクザクした食感が楽しいサラダです。

材料

・かぼちゃ	250g
・玉ねぎ	60g
・落花生	20g
・マヨネーズ	大さじ2
・塩・こしょう	少々

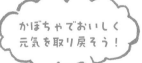

作り方

① かぼちゃは小さめの一口大に切り、耐熱皿に並べて軽くラップをかけ、電子レンジで5分加熱する。玉ねぎは薄くスライスして軽く塩をまぶす。落花生は粗みじん切りにする。

② ボウルにかぼちゃをつぶしながら混ぜ、玉ねぎ、落花生、調味料を加えて混ぜる。

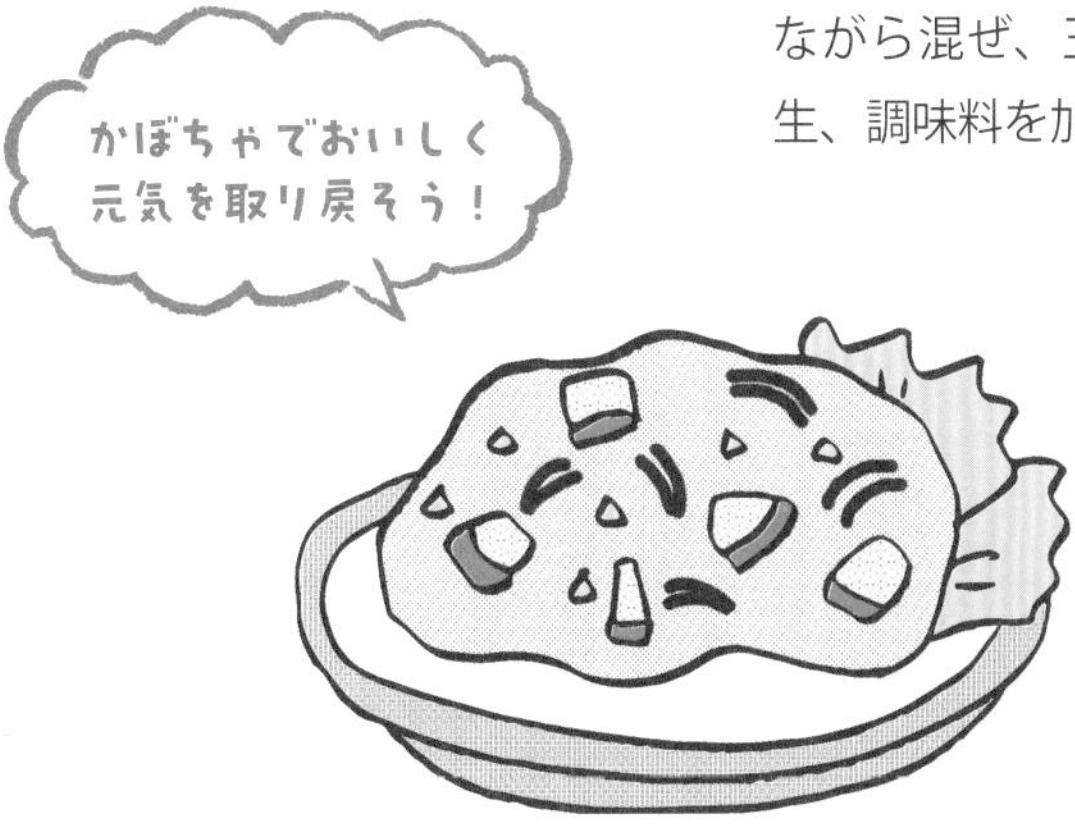

和の薬膳レシピ

02 うな玉丼

肺気虚

肺を元気にするウナギや卵を使ったどんぶり。
とろろは、潤いを生み出す働きがあります。玉ねぎは温めて巡らせる働きがあります。

材料

- ウナギ　$\frac{1}{2}$尾
- あさつき　適量
- 玉ねぎ　$\frac{1}{4}$個
- とろろ（山芋）　60g
- 卵　2個
- だし　120ml
- 砂糖　小さじ1
- 醤油　小さじ1・$\frac{1}{2}$

作り方

① 玉ねぎはスライスする。山芋はすりおろす。ウナギは一口大に切る。

② 鍋にだしを入れて温め、玉ねぎを入れて火を通し、ウナギと調味料を加えて溶き卵でとじる。

③ どんぶりにごはんをよそい、②を上から乗せ、すりおろした山芋と刻んだあさつきをのせる。

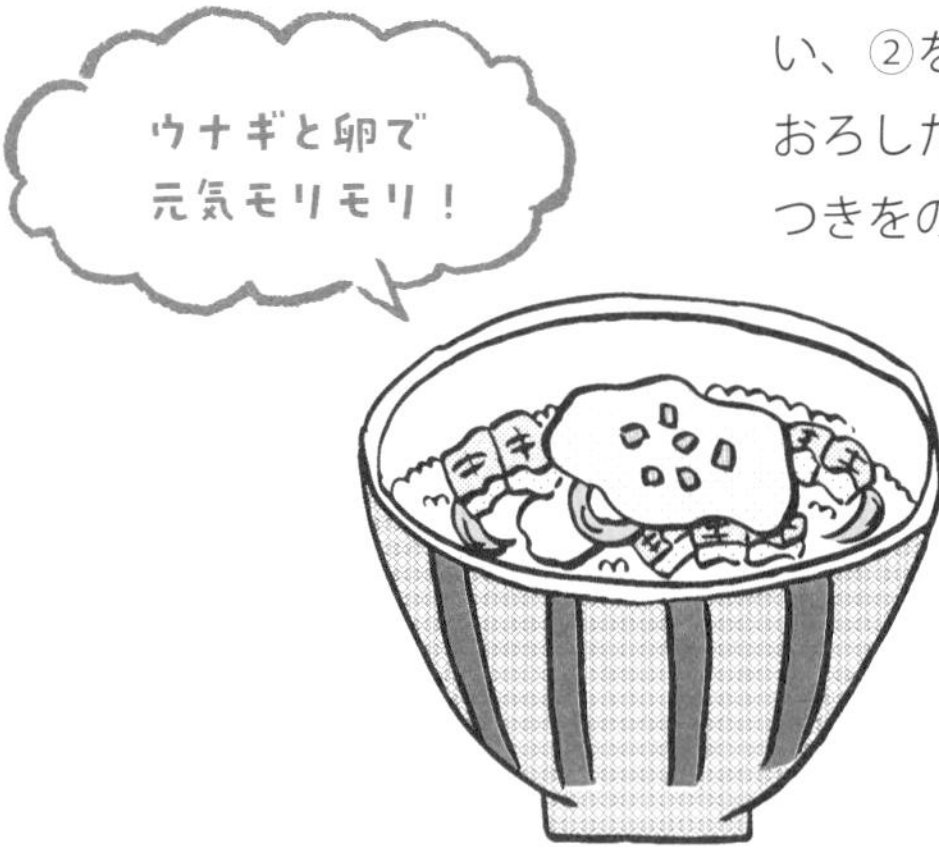

和の薬膳レシピ
03
肺気虚

サバの生姜煮

肺を元気にするサバの生姜煮です。

生姜の香りで食欲増進するので、元気のない時におすすめの組み合わせです。この組み合わせはからだを温める効果もあります。

材料

- サバ　2切れ
- 生姜　10g
- 水　大さじ1・$\frac{1}{2}$
- 酒　50ml
- 砂糖　大さじ1
- 醤油　大さじ2

作り方

① 鍋に調味料を入れて火にかけて軽く煮立たせ、サバとスライスした生姜を加えて中弱火で煮る。

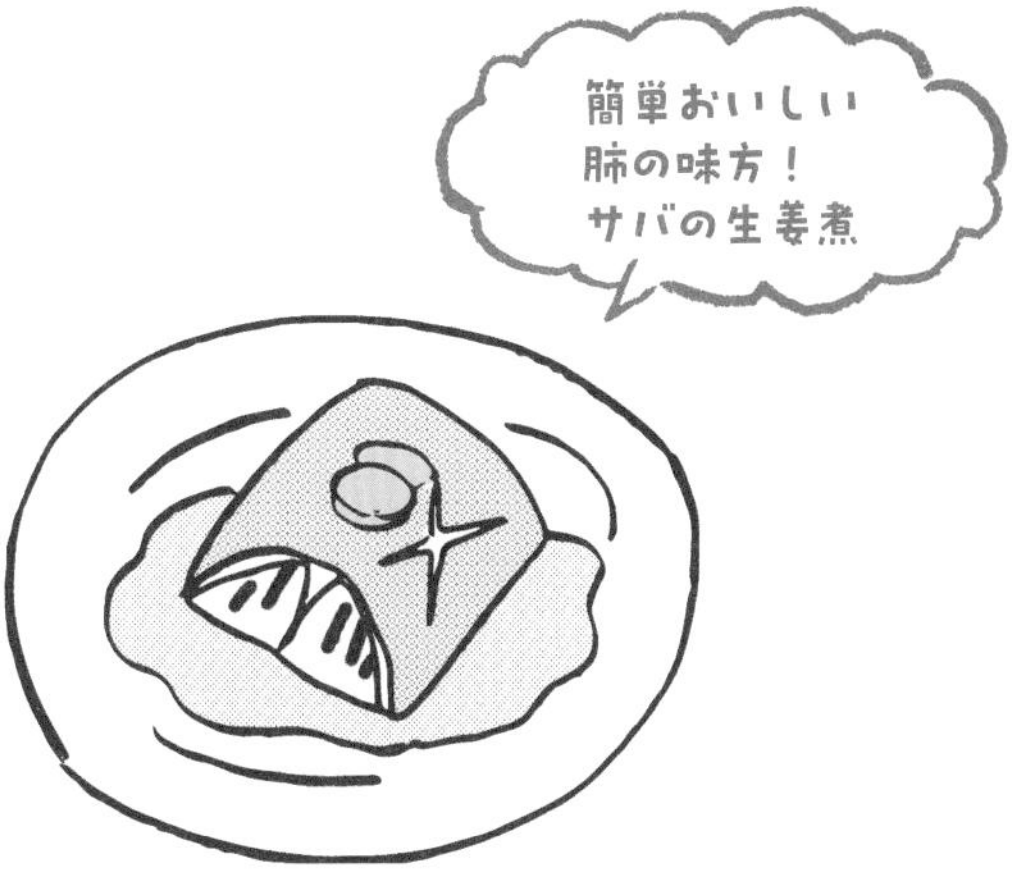

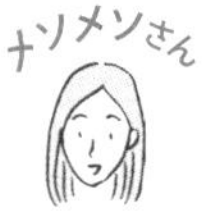

肺気虚おすすめ献立

和の薬膳レシピ 04 肺気虚

鶏肉のホワイトシチュー

鶏肉、エリンギ、じゃが芋、玉ねぎ、にんじん、豆乳、市販のホワイトシチュー、塩、こしょう

和の薬膳レシピ 05 肺気虚

山芋ときのこのバター醤油炒め

あさつき、エリンギ、にんにく、舞茸、山芋、醤油、バター

和の薬膳レシピ 06 肺気虚

甘酒ヨーグルトドリンク

ヨーグルト、甘酒、ハチミツ

和の薬膳レシピ 07 肺気虚

豆乳入りベジスープ

玉ねぎ、マッシュルーム、山芋、豆乳、コンソメ、塩、こしょう

和の薬膳レシピ 08 肺気虚

小松菜と豚肉のオイスターソース炒め

豚肉、小松菜、生姜、酒、サラダ油、中華スープの素、オイスターソース、塩、こしょう

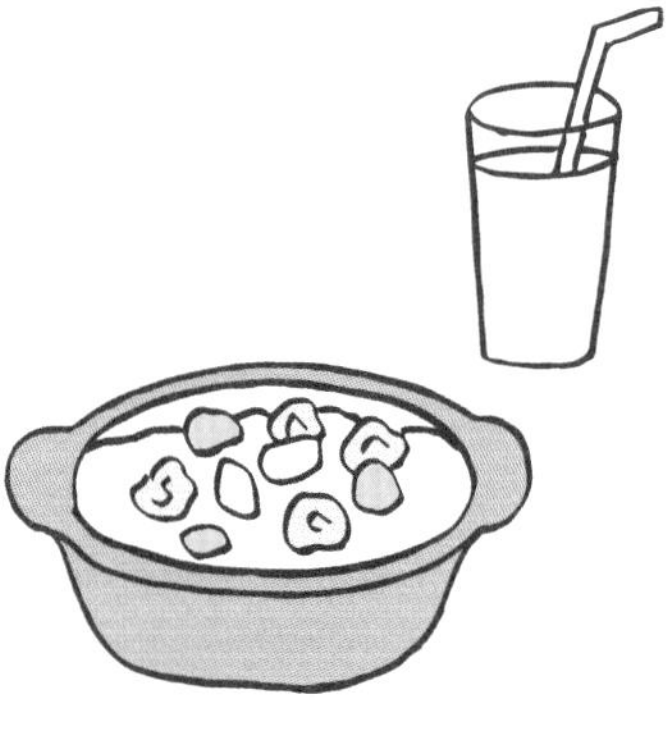

コラム 6

調理道具について

道具というものは、その作業をするのにちょうど良いように作られています。使う人によって、そのパフォーマンスが異なるのも道具の特徴です。

特に毎日使う調理道具は自分のライフスタイルにあったものや、長く使えるものを厳選するようにしましょう。お気に入りを使うことでテンションも上がりますし、料理も楽しくなります。そうして選んだものを大切に使っていくと、料理の腕が上がること間違いなしです。

料理の腕が上がる調理道具といえば、包丁です。手にしっくりくる大きさ、重さを選ぶことが大切です。若干重く感じるのがわたしのおすすめ。重さを使いながら切るので、切りものが多い時でも疲れにくくなります。

包丁を使いこなすには、握り方や切り方も大切な要素。「切れ味も味のうち」という言葉があるように、いつも切れ味抜群にしておくこともお忘れなく。

コラム

コラム 7

からだにありがとう

今思えば、薬膳を学び始めた頃のわたしは、中医学・薬膳の知識を詰め込むことに一生懸命で、頭でっかちな人間でした。

今、薬膳を勉強している人の中には〝資格取得が目的〟になっている人もいると思いますが、薬膳本来の目的は〝食事で健康になる〟というところにあります（もちろん、目的が資格取得であっても良いと思います）。ある程度の知識を得たら、あとは実践あるのみ！　知識と実践を通して、初めて薬膳が自分のものになります。

わたしは、このことを体得するまでに随分と長い年月がかかりました。ただ、考えてみたらこれは当たり前のことで、４０００年の歴史がある学問を簡単に理解しようと思うほうが間違いです。すぐに結果を求めようとせず、ライフワークの一つとして捉えてほしいと思います。そうして体得したものは一生の宝になります。

ある時、実践から得た気付きがありました。それは、からだへの〝感謝の気持ち〟です。疲れてぼ～っとしていた時、これまで知識として頭にあった五臓六腑の働きが思い出され、こころとからだ（つまり知識と実践）が合体した瞬間があったのです。昼も夜もわたしのために働いて、病気からも守ってくれているからだ。そう考えたら、しみじみとからだへの感謝の気持ちが湧いてきたのです。そして、からだやこころを作る基本はやっぱり食事（薬膳）なのだと腑に落ちました。

生命パワーを消耗している

腎《じん》陰《いん》虚《きょ》

消耗しすぎな **カラカラ**さん

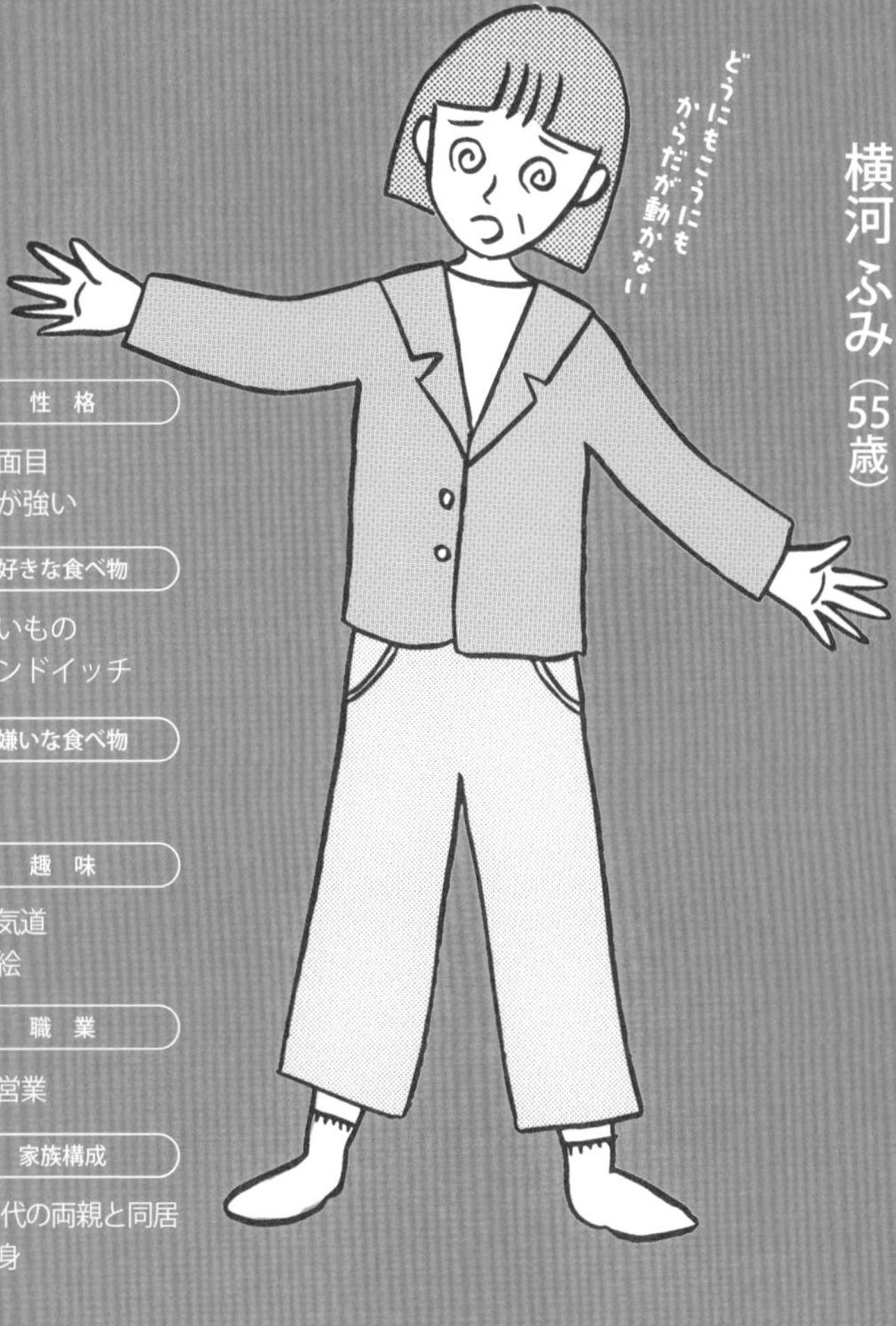

横河ふみ（55歳）

性　格

・真面目
・芯が強い

好きな食べ物

・甘いもの
・サンドイッチ

嫌いな食べ物

・米

趣　味

・合気道
・油絵

職　業

・自営業

家族構成

・80代の両親と同居
・独身

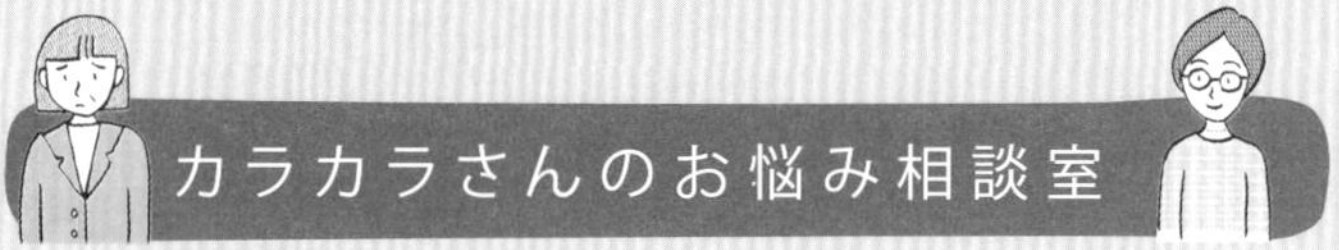

カラカラさんのお悩み相談室

ふみさんの悩み

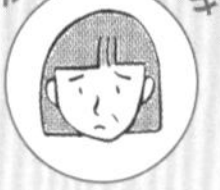

どうにもこうにもからだが言うことをきかなくなってしまい、山内先生を訪ねたふみさん。疲れてしまった原因を山内先生がズバリ言い当てました。

先生、お久しぶりです。
ちょっとご相談があって。

あら！横河さん、こんにちは。
お元気でした？

相変わらずバタバタしてるんですけど、いろいろ不調が出てきていて困っているんです……

（いきなり本題ね……）

あら、それは大変。
どんな不調があるの？

体がほてってしまって喉が渇くし、夜も寝苦しくてよく眠れないんです。
家業が忙しいことはありがたいんですけど、やることが多すぎてちょっと大変です。

寝苦しいって暑いのかしら？

そうです。寝汗をかくこともありますね。

そうなのね。それはつらいわね。

この症状、どうにかならないですか？
やらないといけないことが多いのに、体力がもたなくて疲れちゃいます。

忙しくてご活躍なことはうれしいけれど、忙しすぎるのもこういった症状を引き起こす原因なのよ。
少しゆったりする時間も予定に入れたらどうかしら？

毎日忙しいから、たまの休みだと欲張って予定を詰め込みすぎちゃうんです。
何だか休んでいるのがもったいなくて。

そう思う気持ちも十分分かるけど、実はからだは「休んでー！」って悲鳴を上げているのよ。出ている症状がその証拠。

からだの声を聴く……。
今の私には、それが必要なことなんですね。

からだの声を聴くことができるようになるまでには少し時間も必要。日々の生活でできるアドバイスも見ていきましょう。

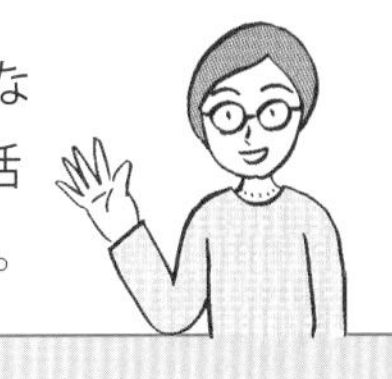

腎陰虚の症状

こんな症状はありませんか？

- □ 足腰がだるくなる
- □ めまいがする
- □ 耳鳴りがする
- □ 眠りの質が悪い
- □ 物忘れをする
- □ 口の中が渇く
- □ のぼせ・ほてりがある
- □ 気持ちが落ち着かない
- □ 寝汗をかく
- □ 普段通り生活していても痩せてしまう

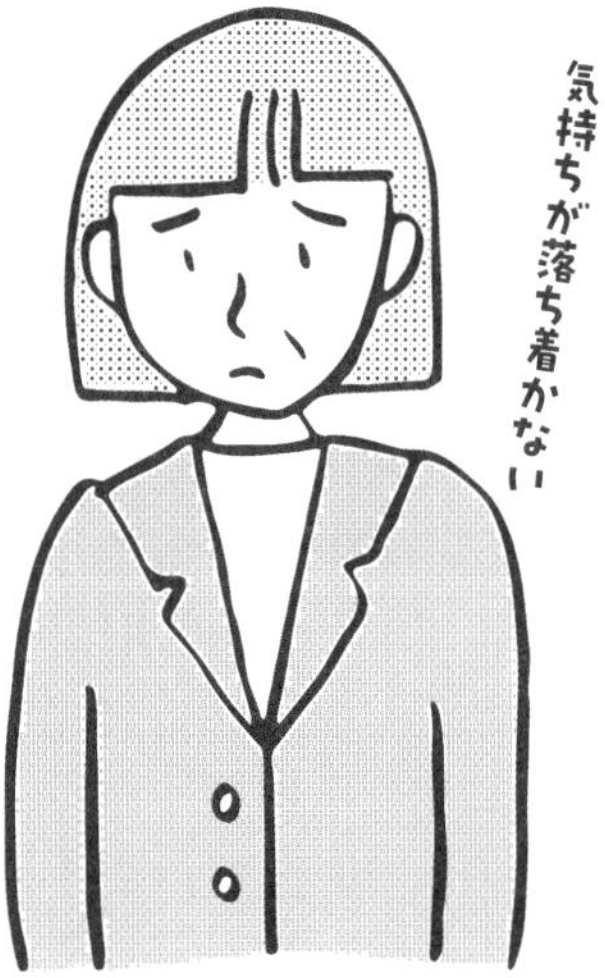

心理パターン

せっかち、怒りっぽい、好奇心旺盛、興奮しやすい

行動パターン

予定を詰め込みすぎて疲れる、夜更かしする、思い立ったら即行動

腎陰虚はこんなタイプ

働きすぎたり、忙しく動き回ったり、年齢を重ねたりすることにより、からだ全体の血と津液は消耗していきます。すると、からだを冷ます力が弱まり、のぼせ・ほてりといった熱の症状が生じます。体内に生じた熱により、精神的にはイライラしたり、身体的には乾燥症状が現れたりします。

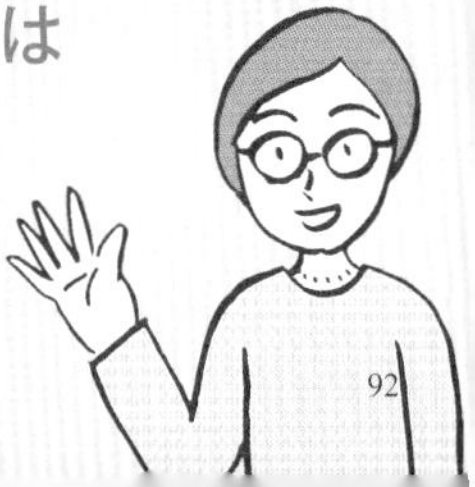

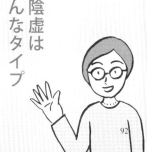

腎陰虚の対処法

◎ 夜は照明を薄暗くしてこころとからだの活動を鎮め、ゆったりと過ごす

◎ 登山やランニングは関節への負担が大きいため、軽いハイキングやウオーキングなどがおすすめ

◎ サウナや温泉、岩盤浴などで発汗しすぎないように注意する

まずは動きを必要最低限に抑え、ゆっくり鎮まる時間を作りましょう。予定を詰め込みすぎたり、忙しく動き回ったり、夜遅くまで起きていたりするのはNG。質の良い睡眠をしっかりと取りましょう。頑張れてしまう自分の体力や気力を過信しないようにしてください。疲れている自覚がない時こそ、注意が必要です。

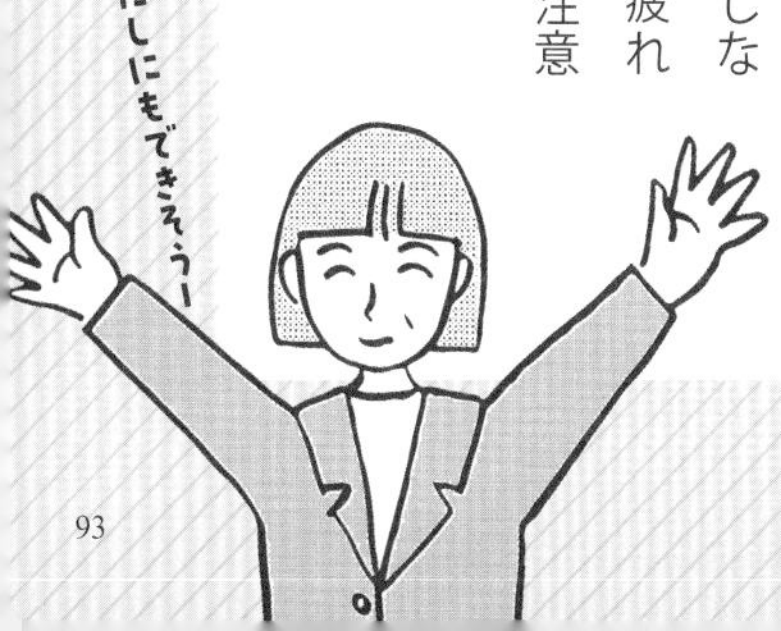
わたしにもできそう ー

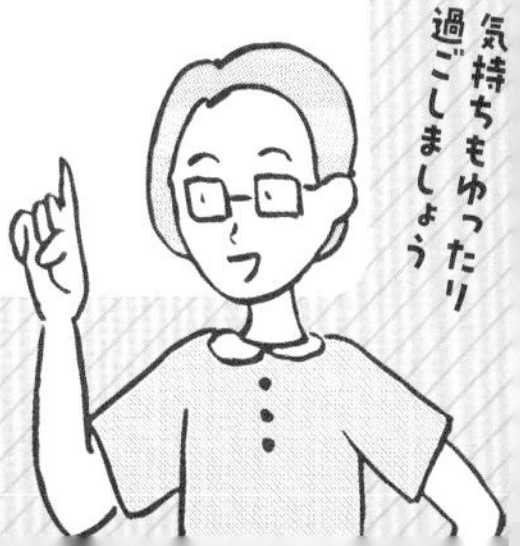
気持ちもゆったり
過ごしましょう

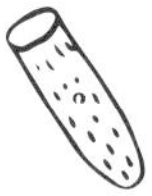

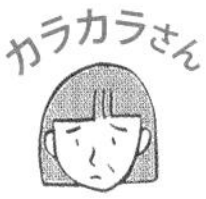

腎陰虚
おすすめ食材

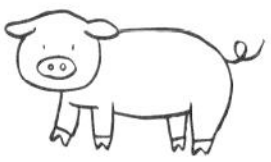

ポイント食材

豚肉、ごぼう、山芋、豆腐、ひじき

その他のおすすめ食材

イカ、エリンギ、オクラ、ズッキーニ、しめじ、カシューナッツ、ぶどう、プルーン、黒ごま、クコ

控える食材

甘すぎるもの、味の濃すぎるもの、にんにく・生姜などの薬味類、スパイス類

食材選びのポイント

このタイプの人はからだの水分が不足しています。余分な熱を取って水分や血を補う食材を取ることが大切。このことで、精神的な落ち着きを取り戻すことができます。特におすすめの食材は、豚肉や生食での山芋、豆乳など。スープや味噌汁も積極的に食べましょう。パンより水分を多く含むごはんがおすすめです。

和の薬膳レシピ
01
腎陰虚

豚肉わかめ梅和えうどん

豚肉・わかめ・梅干しは潤いを生み出し、からだを冷ます食材です。豚肉は、気と血を作る食材です。

材料

- ゆでうどん　2玉
- 豚肉120g（しゃぶしゃぶ用）
- 湯通しお刺身わかめ　60g
- 梅干し　大2粒
- 酒　大さじ1・1/2
- みりん　大さじ1・1/2
- 醤油　大さじ1・1/2

作り方

① 大きめの耐熱ボウルに調味料を合わせてレンジで30秒温め、つぶした梅干しを入れる。

② 鍋に熱湯を沸かし、酒大さじ1（分量外）を入れ、豚肉を茹でザルに上げて水気を切る。

③ ゆでうどんは熱湯に入れてほぐし、ザルに上げて水気を切る。

④ ①に②と③、わかめを加えて和え、器に盛る。

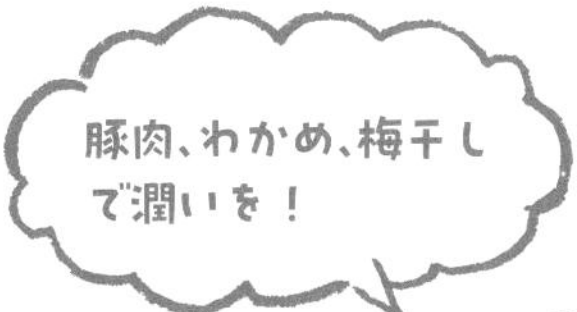

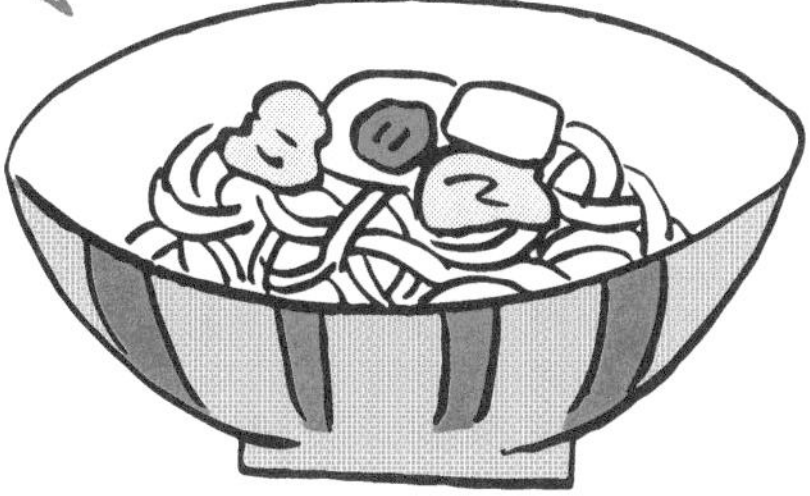

和の薬膳レシピ 02 腎陰虚

れんこんとごぼうのサラダ

れんこんは潤いを生み、ごぼうは生命力を養う食材。どちらもからだの余分な熱を冷まします。からだを潤わせ、生命力を養い、からだの余分な熱を冷ます組み合わせ。ほてる方におすすめです。

材料

・ごぼう	80g
・れんこん	120g
・白だし	小さじ1
・マヨネーズ	大さじ2

作り方

① れんこん・ごぼうを食べやすいサイズの薄切りにし、耐熱皿に平たく並べ、ラップをして2分ほど電子レンジにかける。

② 白だしとマヨネーズをかけ、和える。

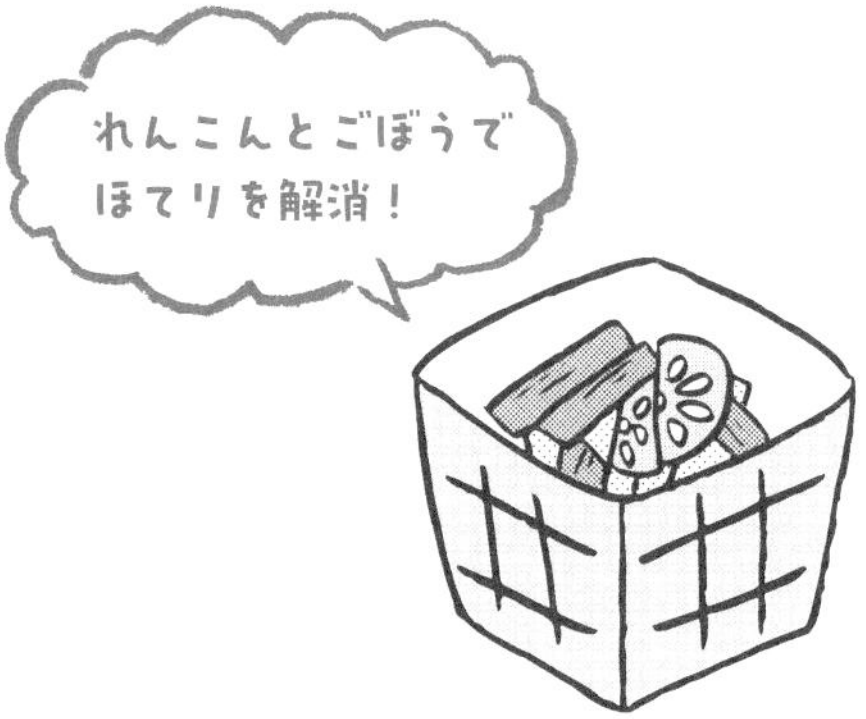

和の薬膳レシピ
03
腎陰虚

とろろとオクラのネバネバ和えもの

疲れたからだに山芋で精をつけ、のぼせやほてりを鎮めるオクラを使った一皿です。乾燥した季節にもおすすめです。

材料

- オクラ　70g
- 山芋　120g
- もずく　50g
- 酢　大さじ1
- 砂糖　小さじ1
- 白だし　大さじ1/2
- 醤油　大さじ1/2

作り方

① オクラを食べやすい大きさに切り耐熱皿に並べ、ふんわりとラップをかけて1分半ほど電子レンジにかける。

② 酢・砂糖・白だし・醤油を合わせておろした山芋に混ぜ、オクラ、もずくを加えて和える。

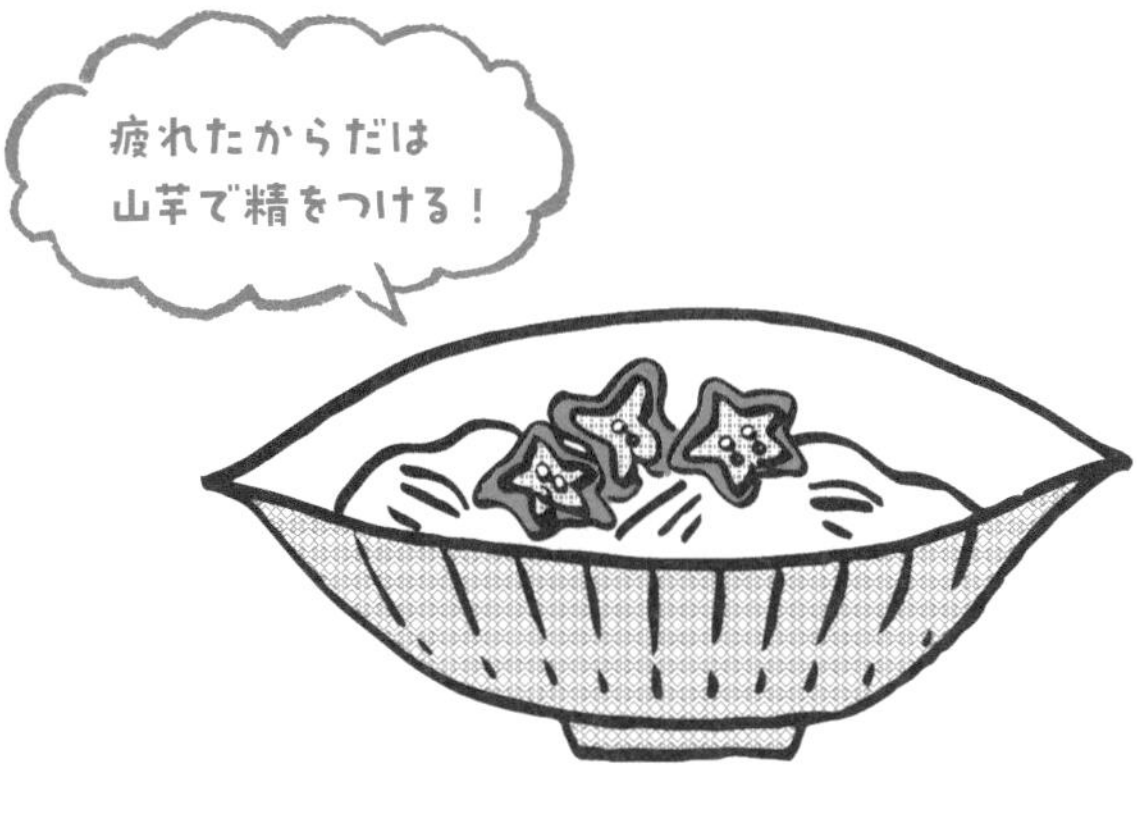

カラカラさん

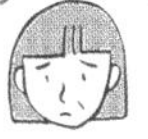

腎陰虚おすすめ献立

和の薬膳レシピ 04 腎陰虚

豚肉きのこ巻き

豚肉、しめじ、サラダ油、酒、みりん、醤油

和の薬膳レシピ 05 腎陰虚

ブロッコリーの黒ごま和え

ブロッコリー、黒ごま、砂糖、醤油、クコ

和の薬膳レシピ 06 腎陰虚

海苔スープ

海苔、卵、緑豆春雨、中華スープ

和の薬膳レシピ 07 腎陰虚

わかめ雑炊

うるち米、わかめ、卵、塩

和の薬膳レシピ 08 腎陰虚

カツオとズッキーニのサラダ

カツオ、ズッキーニ、ごまポン酢

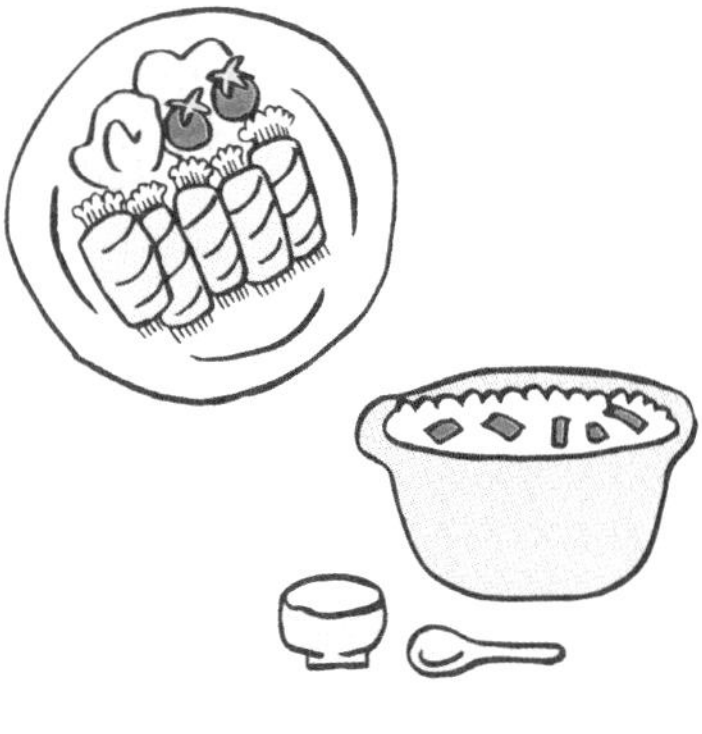

生命パワーが不足している

腎《じん》陽《よう》虚《きょ》

パワーが足りない ヒエヒエさん

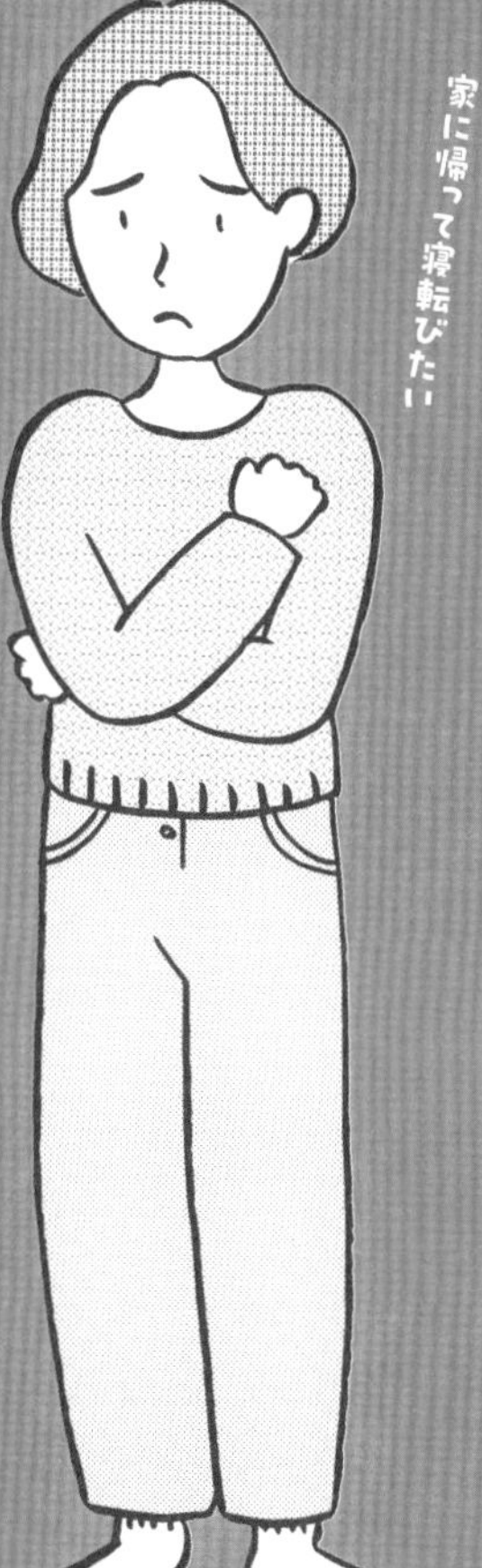

来栖まどか（37歳）

性格

- 外でしっかり者
- 家ではぼ〜っとしている
- 内向的

好きな食べ物

- 寿司
- サラダ
- 白ワイン

嫌いな食べ物

- そば、うどんなどのあっさりした麺類

趣味

- 自宅での音楽鑑賞

職業

- 会社員

家族構成

- 夫（37歳）

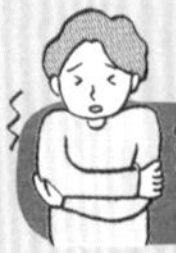

ヒエヒエさんのお悩み相談室

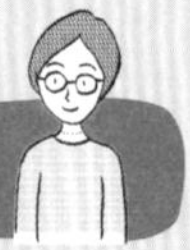

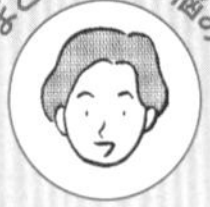

まどかさんの悩み

ある暖かな日。講習会の参加でアカデミーに来たまどかさん。何気なく山内先生と話していると自分の不調を言い当てられ……。

今日は暖かいわね。

（えっ、寒いけど……）

先生、今日寒くないですか？

あら、寒気がするの？

いいえ、一年中寒く感じます。

そういえば、この間も顔色が白かったわよね。からだが冷えているのかもね。
足腰が冷えていたり、トイレが近いなんてことはない？

（なんでわかるの……）

まさにその通りです。その上疲れやすくて、仕事が終わると何もしたくないし。
椅子に座っていても気付くと寝ちゃっていたりするんです。
そんなこんなで、お休みの日も出掛けることがめっきり少なくなりました。

エネルギー不足でからだが冷えているのかもしれないわね。軽いウオーキングとかしてみたらどうかしら？
からだもポカポカになるわよ。

（え、運動とかする気にならない……）

エネルギー不足ですか……
運動ができればいいんですけど、家にいるのが好きなんです。

太陽を浴びることはからだを温めることにもなるのよ。
運動って気負わずに、お休みの日に近所をお散歩するのはどう？

それならできるかもしれないです！

お食事でも気をつけるといいことがあるのよ。

お料理苦手なんですが……

簡単なごはんでいいのよ！
しっかりからだを温めるものを教えるから、ぜひ食べて元気になってほしいわ。

女性の大敵である「冷え」。実は当たり前のことをできていないことが原因のヒエヒエさん。山内先生が教えるからだが温まる簡単レシピや毎日のケアとは。

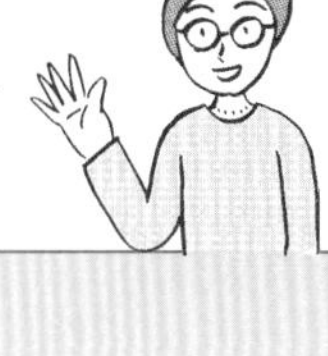

腎陽虚の症状

こんな症状はありませんか？

- □ 顔色が白い
- □ 倦怠感がある
- □ 冷えている
- □ 膝から下、肘から先が一年中冷える
- □ 疲れてすぐ横になりたがる
- □ 不妊症
- □ 尿の色が薄く、量が多い、もしくは少ない
- □ 頻尿（夜もトイレに起きることがある）
- □ からだがむくむ
- □ 冷えによる下痢をしやすい

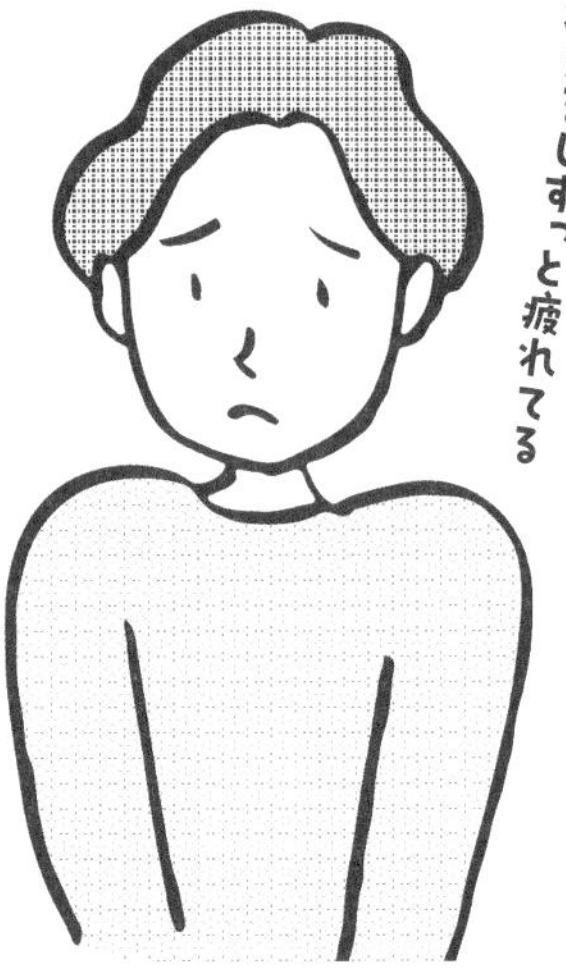

心理パターン

消極的、無気力、意気消沈しやすい

行動パターン

チャレンジすることが苦手、あまり外出しない、体力・気力がない

腎陽虚はこんなタイプ

若い時に冷える服装をしていたり、日常的に冷える食べ物を食べていたり、そうした不摂生により、からだが冷えてしまっています。また加齢によってからだを温める気が不足することでなります。特に膝から下、肘から先の冷えを強く感じます。昨日今日始まった冷えではないのです。

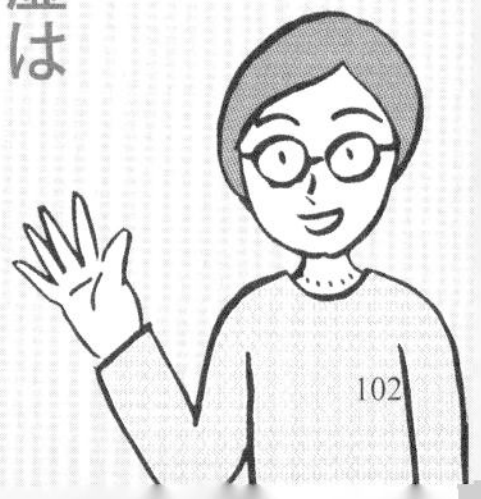

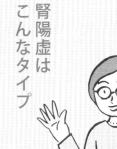

腎陽虚の対処法

◎ 寒くなったらしっかり厚着をする
◎ 冷房をかける時には必ず靴下を履く
◎ お風呂は「ちょっと熱いかな」と思う程度の温度に設定して、じっくり芯から温まるようにする

何よりもまずからだをしっかりと温めましょう。おなかはもちろん、手首、足首、肘、膝、腰まわり、そして首を冷えから守りましょう。

からだが冷えていると、どうしても内向的になり気持ちが疲れやすいので、何ごとにおいても無理をしすぎないように心がけましょう。

日中太陽の光を浴びながら、軽い運動、ウォーキングなどで足腰を動かし、夜はしっかり睡眠を取りましょう。当たり前のことに思えるかもしれませんが、当たり前のことをできていないことが原因となっています。

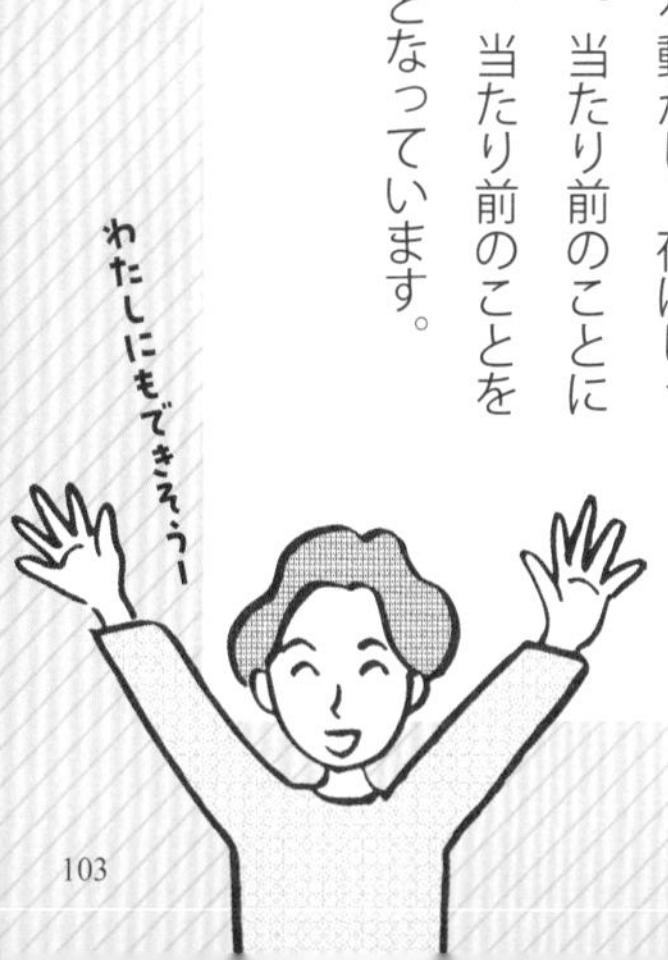
わたしにもできそうー

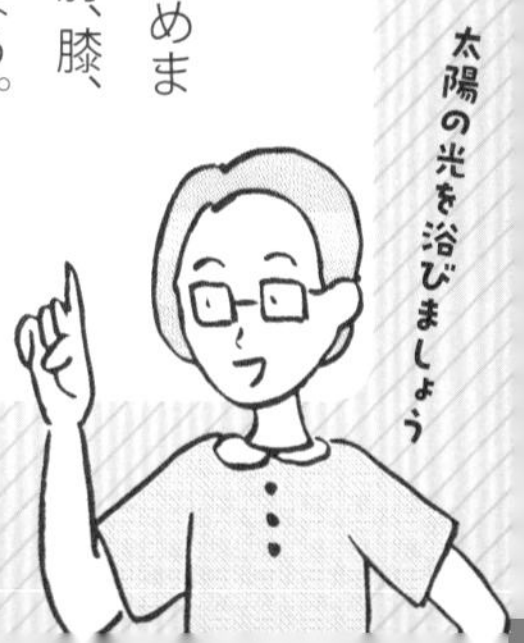
太陽の光を浴びましょう

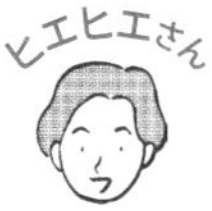

腎陽虚
おすすめ食材

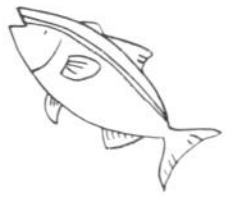

ポイント食材

羊肉、エビ、マグロ、ニラ、くるみ

その他のおすすめ食材

黒米、鶏レバー、アジ、穴子、イワシ、ブリ、ムール貝、生姜、長ねぎ、黒豆、シナモン

控える食材

からだを冷やすもの、生もの

食材選びのポイント

元気の源である熱源が足りないこのタイプは、日常的にからだを温める食材を取ることを心がけましょう。最近身近な食材になってきた羊肉は、とてもからだを温めるお肉。好みが分かれる食材かもしれませんが、冷えが気になる人には最適です。生姜やシナモンは紅茶と相性◎。手軽なお茶で温まるのもおすすめです。

和の薬膳レシピ

01 ニラとエビの卵とじ

腎陽虚

ニラとエビはからだを芯から温め、長ねぎは温かさをからだ中に巡らせてくれる働きがあります。この３つの食材の組み合わせで、冷えたからだを温めて元気にします。

材料

・むきエビ	100g
・長ねぎ	50g
・ニラ	50g
・卵	２個
・サラダ油	適量
・塩	小さじ1/2
・こしょう	少々

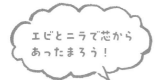

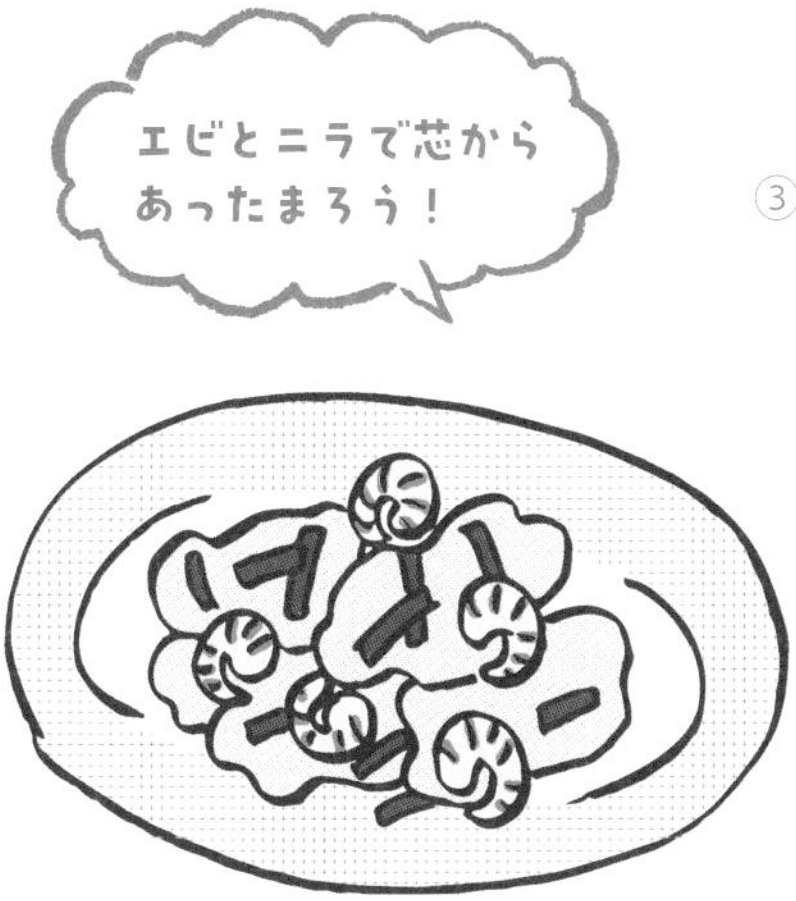

作り方

① 下処理したエビは塩、酒小さじ１（分量外）で下味をつける。長ねぎは斜め細切り、ニラは３㎝長さに切る。

② 熱したフライパンにサラダ油を引いて、塩ひとつまみ（分量外）を加えた溶き卵をふんわり炒め、皿に取り出す。

③ フライパンに再び油を引いてエビを焼き、長ねぎ・ニラを加えて塩・こしょうで味をととのえ、②を戻し入れて炒め合わせる。

和の薬膳レシピ 02 腎陽虚

羊肉の五香粉風味炒飯

羊肉は気血を作って、からだを温める働きがある、冷え性におすすめの食材です。からだを温めるニラ・香菜をプラスすることで、さらに相乗効果が生まれます。

材料

・ごはん	240g
・羊肉	100g
・香菜	20g
・ニラ	20g
・ピーマン	1個
・卵	2個
・サラダ油	適量
・酒、五香粉	小さじ$\frac{1}{4}$
・塩	小さじ$\frac{1}{2}$
・こしょう	少々

作り方

① 一口サイズに切った羊肉に塩・こしょう、酒で下味をつける。ピーマン、ニラ、香菜は粗みじん切りにする。

② 熱したフライパンにサラダ油を引き、羊肉を入れて火が通ったら①を加え、火が通ったらごはんと溶き卵を加えてさらに炒め、塩・こしょうで味をととのえる。

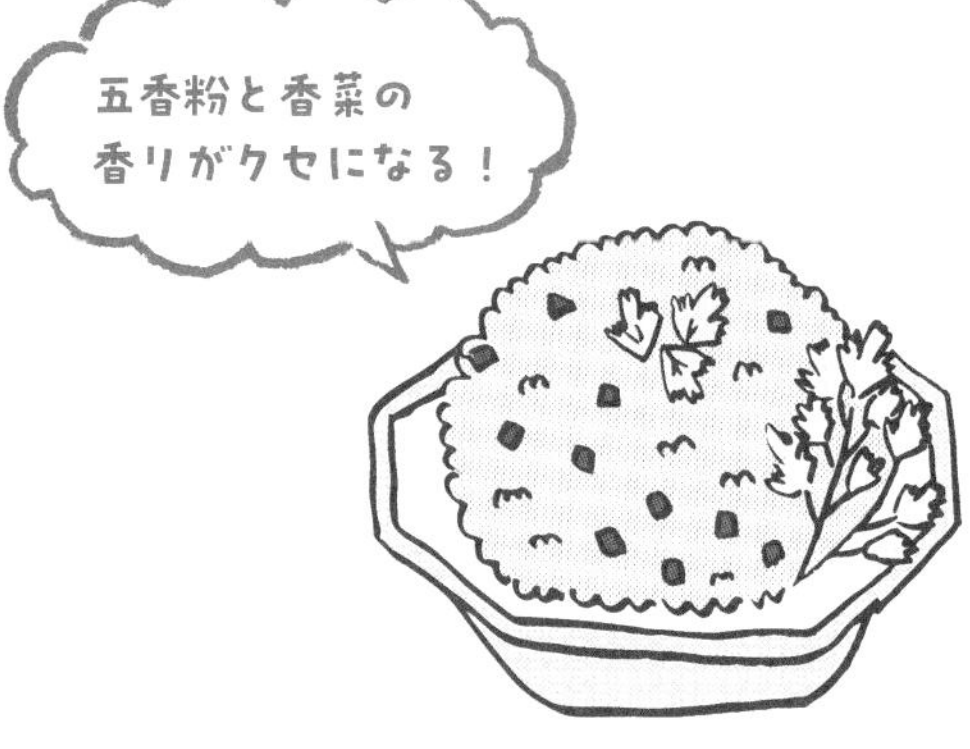

和の薬膳レシピ

03

腎陽虚

牛肉とニラのスープ

牛肉はからだを温める働きがあります。足腰の弱りを感じている方にもおすすめ。からだを温めるニラとの組み合わせで、からだを温めながら生命力を養う一皿です。

材料

- 牛肉切り落とし　100g
- ニラ　30g
- 水　300ml
- 酒　大さじ1
- 醤油　大さじ1/2
- 白だし（市販品）　大さじ1/2
- こしょう　少々

作り方

① ニラは3㎝長さに切る。

② 鍋に水と白だしを入れて沸かし、酒、ニラ、牛肉を加えアクを取りながらフタをして15分ほど弱火で煮込む。

③ ②を醤油で味をととのえ、器に盛り、こしょうをかける。

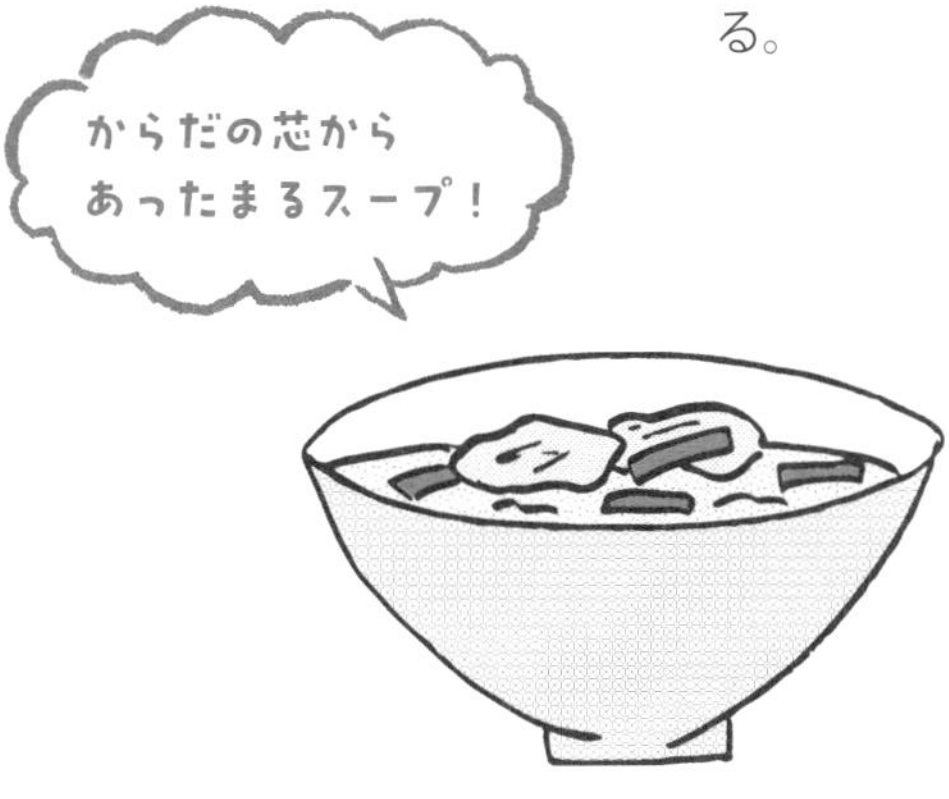

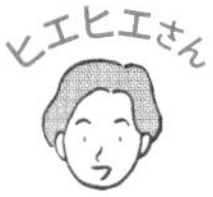

腎陽虚おすすめ献立

和の薬膳レシピ
04
腎陽虚

牛肉と長ねぎのすき煮

牛肉、長ねぎ、サラダ油、酒、砂糖、醤油

和の薬膳レシピ
05
腎陽虚

イワシの生姜煮（缶詰）

イワシ、生姜、酒、みりん、醤油

和の薬膳レシピ
06
腎陽虚

マグロの黒こしょうソテー

マグロ、にんにく、サラダ油、酒、醤油、こしょう

和の薬膳レシピ
07
腎陽虚

くるみと鶏肉の炒め物

鶏肉、生姜、玉ねぎ、くるみ、サラダ油、酒、オイスターソース、砂糖、醤油

和の薬膳レシピ
08
腎陽虚

鶏ひき肉とニラと貝柱のスープ

鶏肉、貝柱、ニラ、酒、中華スープ

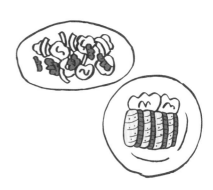

コラム 8

漢方薬の効き目

事業立ち上げの準備をしていた当時、中国との認定に関する取り決めのため、何度となく訪中していました。まさに目の回る忙しさで、身もこころもぼろぼろになった時期がありました。

北京での打ち合わせ中に体調を崩し、診療所を訪れた時のことです。中医師の先生に診察してもらい、言われた言葉は、ズバリ「気も血も足りない状態」。そして、「そんなに頑張らなくていいんだよ」こう言われた時に、これまで無我夢中でやってきて張りつめていた緊張の糸が「プツッ」と切れ、診察室で涙が止まらなくなりました。

帰国後、処方してもらった漢方薬を飲んだところ、つらかった症状がたった2日で良くなりました。これには本当に驚きました。

ところが、これには後日談があります。中国で処方される薬の量は、日本の約4～5倍。当然量を加減して飲みましたが、それでもわたしには多かったらしく、続けて服用していたところ、なんと肝臓を傷めてしまいました。中医学や薬膳を日本のライフスタイルや食材に合わせる必要があることを再確認した出来事の一つでした。

コラム

コラム9

わたしの健康法

ズバリ、早寝早起き、あまりクヨクヨしないこと。

わたしは夏と冬では起きる時間、寝る時間が違います。夏は5時に起きて、10時すぎに寝る。冬は6時に起きて、10時半すぎに寝ています。

わたしは陽タイプの人間なので、朝早く起きて用事を済ませたほうが効率的にことを運ぶことができるのです。

陽タイプというのは、要するに陽の時間（午前中）に活発に動けるタイプのことです。反対に、夕方から夜にかけての陰の時間帯には、ゆったりとした時間を持つようにしています。

クヨクヨしないことについては、さまざまな経験を通して体得しました。特に人間関係においてはどうしようもないこともありましたし、結局悩んだところで解決しないこともしばしば。これらの経験から、悩みを引きずってからだやこころを傷つけることは〝自分を大切にしていない証拠〟と考えるようになりました。クヨクヨ悩む前に問題の根本原因を見つけて、それに対処する方がよっぽど前向きで健全ですよね！

養生に合わせたピンポイント食材

食材一覧表

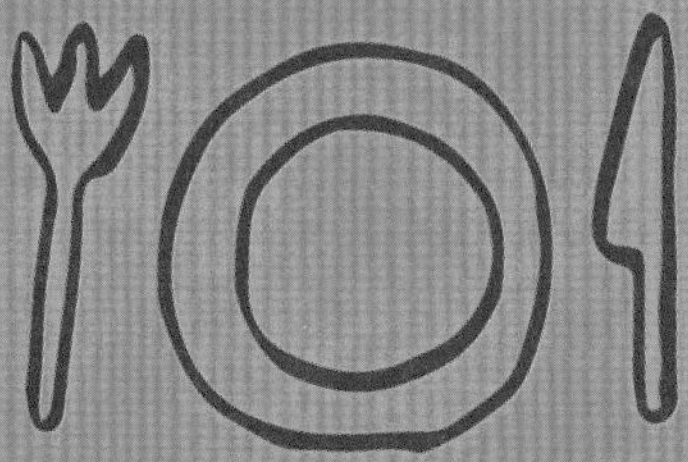

肝血虚

フラフラさん

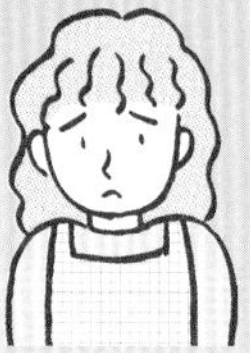

平野 まりえ
（38歳）

ピンポイント食材

牛肉（赤身）、レバー（牛・鶏・豚）、ブリ、ほうれん草、クコ

おすすめ食材

イカ、ウナギ、ししゃも、アサリ、牡蠣、にんじん、ぶどう、プルーン、アーモンド、黒ごま、ナツメ

控える食材

唐辛子や生姜、シナモンなど、発汗を促す食材

気滞

ヘトヘトさん

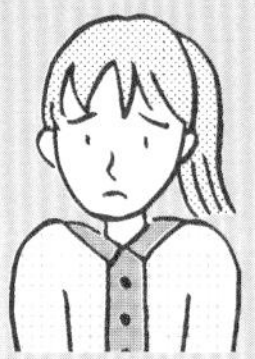

山田 早苗
（35歳）

ピンポイント食材

そば、カジキマグロ、セロリ、玉ねぎ、パクチー、ピーマン、グレープフルーツ、みかん

おすすめ食材

青じそ、小松菜、ちんげん菜、ニラ、パセリ、三つ葉、キンカン、黒きくらげ、ミント、ジャスミンティー

控える食材

魚卵類、乳製品、酸っぱすぎるもの、芋類　※適度な酸味はOK

心血虚

ドキドキさん

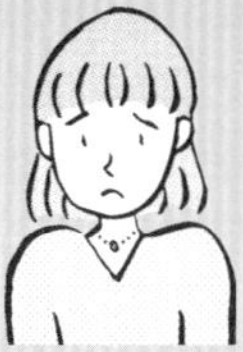

高橋 ほのか
（42歳）

ピンポイント食材

牛肉（赤身）、アサリ、牡蠣、アーモンド、ナツメ

おすすめ食材

鶏レバー、イカ、イワシ、ウナギ、カツオ、ブリ、ほうれん草、ぶどう、黒ごま、ひよこ豆、卵、クコ

控える食材

辛いもの、刺激のあるもの

心火亢盛

カリカリさん

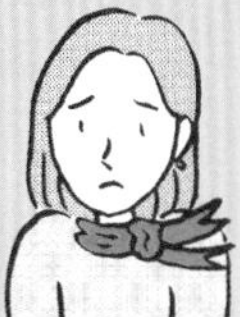

青木 京香
（48歳）

ピンポイント食材

全粒粉、ゴーヤ、れんこん、小豆、緑豆春雨

おすすめ食材

豚肉、アサリ、しじみ、クレソン、セロリ、ちんげん菜、緑豆もやし、柿、豆腐、わかめ、昆布、緑茶、コーヒー、ターメリック

控える食材

脂っこいもの、味の濃いもの、甘いもの、辛いもの、刺激のあるもの

脾胃気虚

クヨクヨさん

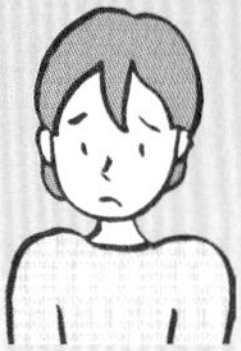

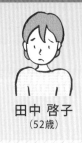

田中 啓子
（52歳）

ピンポイント食材

うるち米、鶏肉、キャベツ、椎茸、山芋

おすすめ食材

鶏肉、豚肉、牛肉、砂肝、豚レバー、イワシ、サケ、ブリ、芋類、カリフラワー、きのこ類、ちんげん菜、にんじん、ブロッコリー、イチジク、桃、大豆、豆腐、卵、甘酒

控える食材

肉の脂身、揚げもの、洋菓子、生もの、冷たいもの

肺気虚

メソメソさん

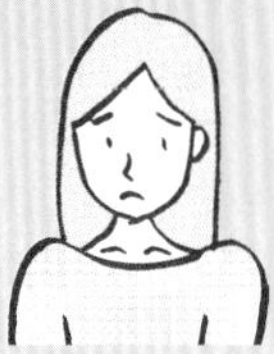

田辺 みゆき
（46歳）

ピンポイント食材

ウナギ、サバ、かぼちゃ、山芋、ハチミツ

おすすめ食材

うるち米、豚肉、エリンギ、マッシュルーム、小松菜、玉ねぎ、梨、桃、卵、落花生、ヨーグルト、豆乳、クコ

控える食材

熱い物、冷たい物、スパイス

腎陰虚

カラカラさん

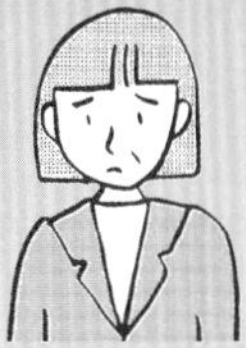

横河 ふみ
（55歳）

ピンポイント食材

豚肉、ごぼう、山芋、豆腐、ひじき

おすすめ食材

イカ、エリンギ、オクラ、ズッキーニ、しめじ、カシューナッツ、ぶどう、プルーン、黒ごま、クコ

控える食材

甘すぎるもの、味の濃すぎるもの、にんにく生姜などの薬味類、スパイス類

腎陽虚

ヒエヒエさん

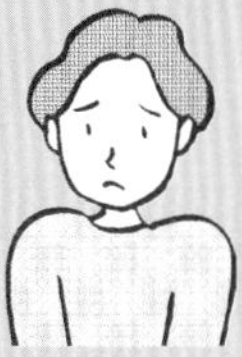

来栖 まどか
（37歳）

ピンポイント食材

羊肉、エビ、マグロ、ニラ、くるみ

おすすめ食材

黒米、鶏レバー、アジ、穴子、イワシ、ブリ、ムール貝、生姜、長ねぎ、黒豆、シナモン

控える食材

からだを冷やすもの、生もの

コラム

コラム 10

「こちらこそ、ありがとう」

最後のコラムでは、受講生のRさんからもらったお手紙を紹介します。

こんにちは。今年も残り僅かとなり、先生方に改めてこの一年の感謝の気持ちをお伝えしたいと思い、お手紙書かせていただいています。

アカデミーで勉強し始める前後は、本当に色々な出来事が重なり、持ち堪えたと思った身体にも大きな衝撃を受けて、身体が思うように動かせず苦しい日々でした。でも、アカデミーに通い始めて薬膳の学びが本当に身体に染み渡り、心に響いて、月2回の受講が楽しみなのはもちろん、家で復習する時間も私にとってはかけがえのない大切な時間でした。この学びがなかったらどうなっていたかと思うと、恐ろしさすら感じます。

アカデミーでの学びが私の支えであり、希望を持つことができました。それがなかったら、私はどうやって前に進むことができたか想像できません。自分を責めてからだをボロボロにしていたかもしれません。「自分を大切にすること」、まずはそこからということを教えて頂きました。自分の心だけではなくて、身体の声もちゃんと聴かなければ、

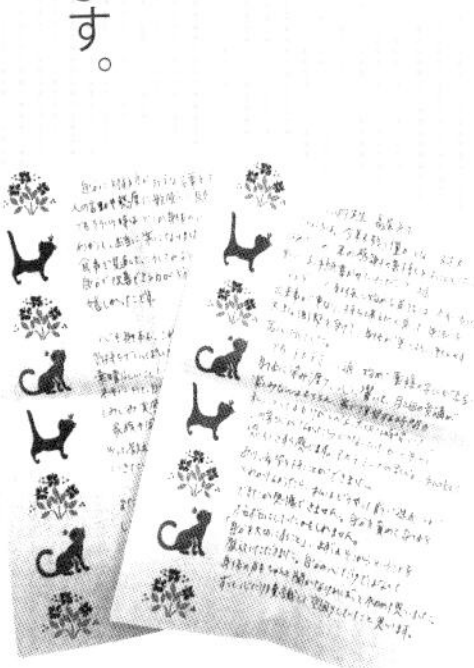

コラム

と初めて思いました。ずっと心だけを意識して空回りしていたと思います。自分に対するネガティブな言葉を自分で発していたな、人の言動や態度に敏感に反応し過ぎていたな、でもそういう時はどこか身体のバランスを崩しているんだなと分かって、本当に楽になりました。そして何より、それを食事で見直して、こうしてみよう、ああしてみよう、と自分で改善できる力が徐々についてきて本当に嬉しかったです。

心も身体もこれもできない、あれもできないという気持ちでいっぱいだった私が今ある身体の何と素晴らしいこと！と気付くことができました。本当に日々自分を支えてくれている唯一無二のもの、としみじみ実感しています。

家族やまわりの人にも、心と身体が離れていたらそっと教えてあげられるように、これからも学び続けていきたいと思います。

また来年も、先生方にお会いできるのを楽しみにしております。お身体に気を付けて良いお年をお迎えください。本当にありがとうございました。（原文ママ）

Rさん、こちらこそありがとう。こんな風に感じてくれてとても嬉しい！ こうした気持ちが、わたしのがんばる原動力になっています。

あとがき

社会人、結婚、出産、子育て、親の介護・看取り、起業、そして自身の病気を経て、母親・妻の役目を卒業した今、人生経験を通して得た知識と、薬膳や中医学の学び全てが私の糧となりました。そういったさまざまな要素を集結させた1冊になったと思います。

仕事柄、女性の悩みを聴くことが多いのですが、おおよそ共通している点は、家族・仕事・体調のいずれかということです。私にとってはどれもこれも理解できる悩みですし、少しでも困っている人の役に立ちたい……と思い、仕事をしてきました。この本が、そんな女性たちに寄り添い、応援する一助になれば、こんな嬉しいことはありません。

からだやこころの調子を上げることは、とてもシンプルです。この本で紹介したような、ほんのちょっとの心がけとその積み重ねなのです。でも、この「ちょっとした」ことを「続ける」のが難しい。ストレス社会の現代では、自分が疲れていたり、つらかったりすることに気付かない人が多すぎます。かくいう私も、からだからのメッセージに気付かず、病気という形でからだから逆襲されたことがあります。大切なことは、メッセージを正しく解読して未病を防ぐことです。薬膳や中医学は、私たちにこの大切なことを教えてくれる最高のツール。私も救われた一人です。

自分を大切にして、初めて人を大切にできます。

どんなに悩んでも、どうにもならないことがあります。そんな時は、思い切って諦める（決して後ろ向きではなく、自分のこころを大切にするための前向きな諦めです）。

いまこの瞬間を楽しんで、充実した人生を送っていただきたいと思います。

最後になりましたが、この本を作るにあたって惜しみなくエネルギーを注いでくれた小松英恵さん、島守真理さん、森田真由美さん、高尾仁美さん、本当にありがとうございました。心から感謝申し上げます！　最高のチームで作れたことを誇りに思います。

2023年12月吉日

山内　正恵

山内正恵

鎌倉薬膳アカデミー® 学院長。中医薬膳営養師・国際中医師・国際薬膳師・近茶流懐石講師。中医学理論の指導、雑誌、講演会、講習会、企業のメニュー開発など幅広く活動。桜美林大学大学院老年学修士課程卒業。大阪あべの辻調理師専門学校・日本料理専科カレッジ卒業。著書「皿×皿流薬膳ごはん」（中央公論事業出版）

鎌倉薬膳アカデミー®

2007年4月神奈川県鎌倉市にて設立。日本の気候風土、食材、ライフスタイルに合わせた「和の薬膳®」をモットーに、楽しんで学ぶ「楽習」と、実学を学ぶ「実習」を実践している薬膳専門スクールです。女性限定、完全少人数制で、からだにやさしい料理が学べる教室から薬膳を専門的に学べるスクールを運営しています。これまで約2,300名以上に実践的な薬膳を伝えています。

https://kamakurayakuzen-academy.jp

おとな女子《じょし》の
和《わ》の薬膳生活《やくぜんせいかつ》

発行日　2023年12月25日　初版第1刷発行

著　者　山内 正恵（鎌倉薬膳アカデミー学院長）

イラスト　高尾仁美

発行人　坂本 圭一朗

発行所　リーブル出版
〒780-8040 高知市神田2126-1
TEL 088-837-1250

印刷所　株式会社リーブル

ISBN 978-4-86338-398-2